この会社ムリと思いながら辞められないあなたへ

産業医・精神科医
井上智介

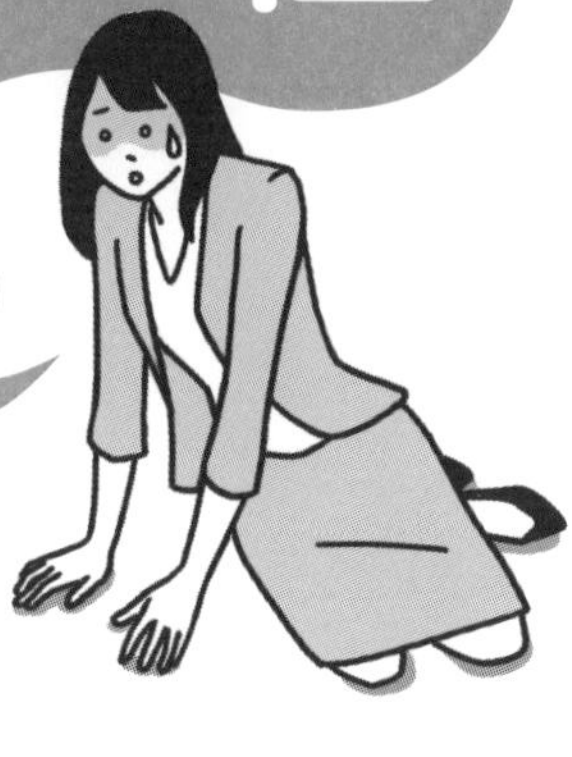

WAVE出版

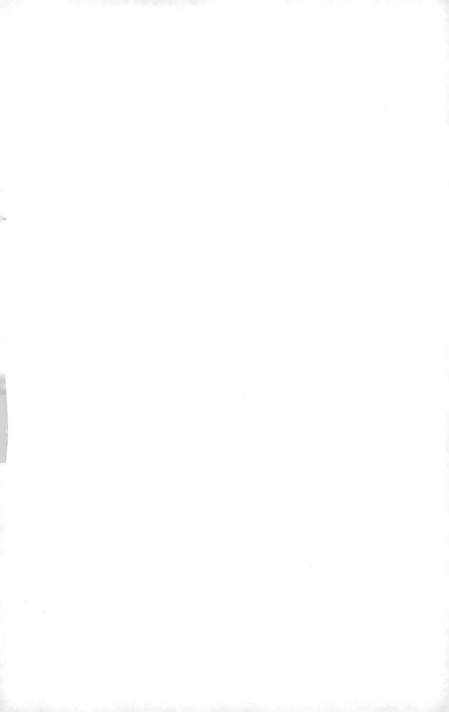

はじめに

「休みの日は元気にすごしているのに、会社に行こうとするとつらい」
「ハードワークが続いて、気づくと泣くつもりはないのに、涙が出ている」
「本当にイヤな人間関係や限度を超えた仕事のノルマ、会社を辞めれば解放されるとわかっているけれど、同僚も必死に頑張っている中、自分だけが会社から逃げるわけにはいかない。もっと頑張れるはずだ」

あなたは、こんなふうに「仕事」や「会社」に行き場のない思いを抱いて、追いつめられてはいませんか？

本書は、厳しい労働条件や威圧的な態度の上司や先輩、デリケートな人間関係などで「この会社ムリ」と思いながらも、「収入がなくなるのが心配」「転職先がない」「状況が変わるという確証が持てない」と、辞めたあとの不安感でいっぱいになってしまって、身動きが取れなくなった人に向けて書かれた本です。

「今すぐにでも会社を辞めたい」という人から「いずれは退職するかもしれないけど、今は会社との付き合い方を知っておきたい」という人まで幅広く読んでいただけます。

申し遅れました。私は、産業医で精神科医の井上智介と申します。

普段は精神科医としてクリニックで診療を行うと同時に、産業医として月に30社以上を訪問しています。主に社内の人間関係のトラブルなどで苦しむ従業員に、カウンセリング要素を取り入れ、対話を重視した精神的なケアを行っています。

そこではさまざまな悩みを抱える人とお話をしますが、中には「休んだほうがいいよなぁ……」「このしんどさを解消するには、辞めるしかないよなぁ……」とすでに体調の悪さを自覚しつつも「でも、休めないし……辞められないし……」と悩む人も少なくありません。

一見すれば、「辞めたければ、辞めればいいのでは?」と思う人もいるかもしれません。しかし、そのように一筋縄ではいかず、いろいろな心理的な葛藤があります。

私は、そのひとつずつをほぐしていくことで、はじめて本人が納得して休んだり、辞めたりできるのではないかと考えています。

たしかに、**仕事を辞めるというのは、人生においても大きな決断です。**悩み苦しみ葛藤するのが当然ですよね。しかも、その理由はスキルアップなどではなく、ネガティブな理由だと考えているなら、なおさらです。

そもそも、人間は集団に所属することで、孤独や孤立を感じたくないという欲求を持っています。仕事を辞めることは、その欲求を満たすことができなくなるので、大きな不安を感じてしまうのです。そのため、明らかに体調不良が続いていても、簡単に決断することはできなくなってしまいます。

しかし、「会社を辞める」「危険な状況から逃げる」という判断が遅れることによって、大きな心の傷を負ってしまう人を、私はクリニックでもたくさん診てきました。

だからこそ、これ以上そのような人をひとりでもつくりたくありません。

そこで本書では、実際に私が普段の診療などの現場で、従業員や患者さんにお伝えしている**「会社を辞める不安や葛藤を解消する実践的な心構えや方法」**について説明しています。

今まで悩んでいた人からは「主治医にそのようなことを頼んでもいいのですね！」「辞めたあとの生活がかなりクリアに見えて、不安がなくなりました！」のような、前向きな意見もたくさんいただいています。

産業医として、たくさんの会社を見てきた私だからこそお伝えしますが、**会社はあなたを助けてくれません。**

労働条件が厳しく、従業員を大切にしない会社はもちろん、アットホームで仕事上での助け合いができる会社であっても、残念ながら、あなたの体までは助けてくれません。どちらかといえば、アットホームな会社ほど同調圧力が大きく、それに従えない人はどんどん排除される息苦しい環境という傾向があります。

もちろん心配をしてくれる個人はいるかもしれませんが、会社などの法人は原則、営利団体です。「体調が悪いなら、治してきてね。もし会社に利益をもたらす体調じゃないなら、うちには置いておけないなぁ。お大事に」というのが根本的な判断になってしまうのです。それが会社という場所です。

あなたがどんな会社にいても、自分を助けられるのは自分しかいません。自分で自分の身を守るために、いま一度、あなたの状況を正しく見直してください。そのうえで医師の診断を受ける、休職する、そして退職する――あなたの幸せのために、本書の内容を実践してみてください。

ただ、「今すぐ会社を辞めなくちゃ」と身構えたり、「やっぱり会社は怖い場所なんだ」とおびえなくても大丈夫です。**極悪非道の会社ばかりではありません**し、**悪い会社ではないけど、ただ自分と合わなかっただけということもあります。**

まずはリラックスして、つらいときは見出しとマーカーが引かれた部分だけでもパラパラと見てみましょう。

この会社ムリと思いながら辞められないあなたへ

目次

2章 「心の危険サインだ」と思ったときの対処法 35

3章 「体の危険サインだ」と思ったときの対処法

4章 「でも辞められない」思い込みから解放された人たち

5章
「もう頑張れない」人の休み方

6章

「この会社ムリだから辞める！」ときに知っておきたいこと

装丁・DTP　大場君人
イラスト　伊藤美樹
編集協力　池野佐知子
編集　吉田ななこ
校正　東京出版サービスセンター

1章

あなたが苦しいのは「もう限界」まで頑張っているから

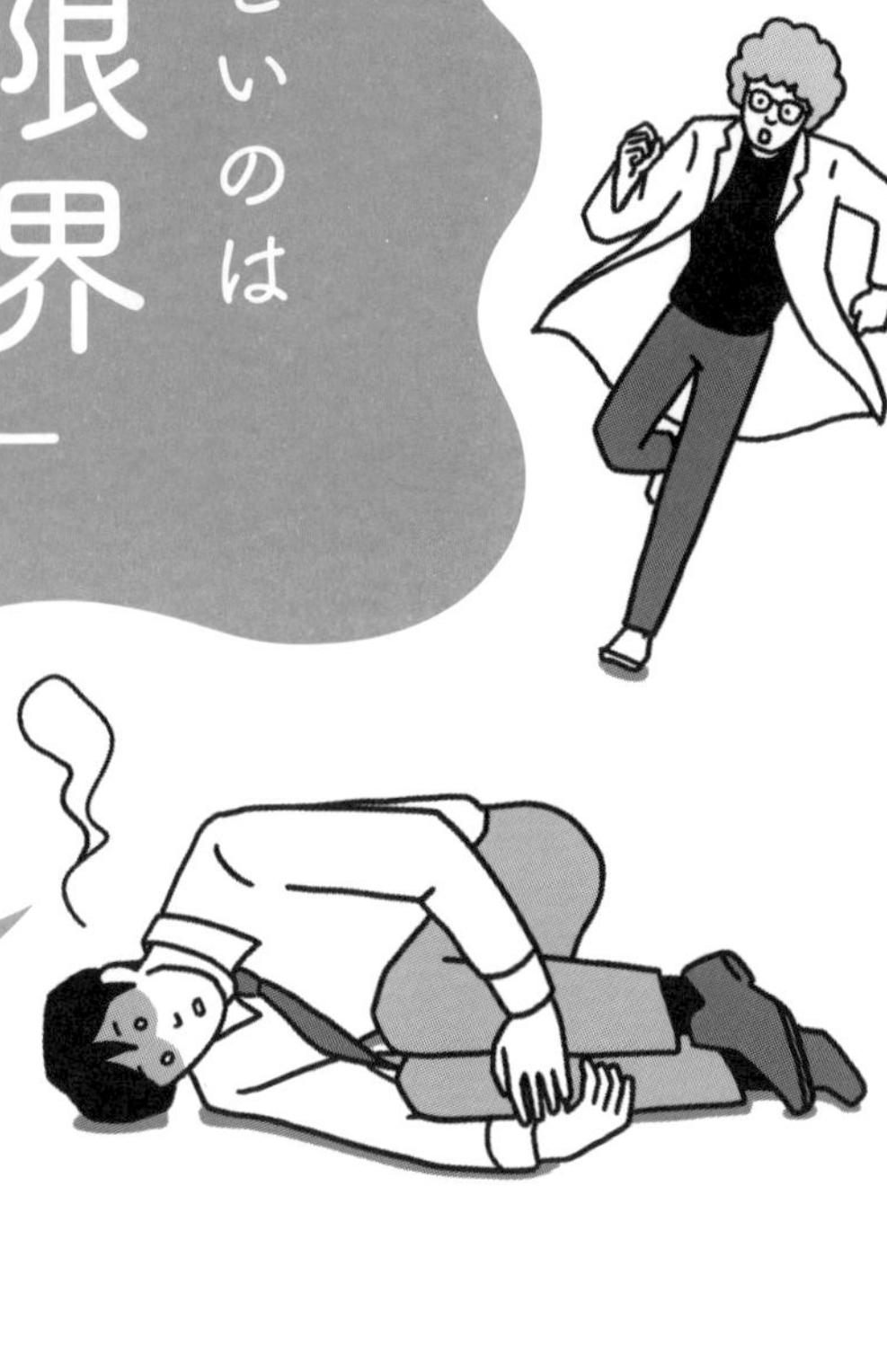

あなたはすでに頑張りすぎているのかも？

私はよく「人生は60点で合格」と言っています。これは仕事に対しても同じです。仕事を楽しみ、長く会社で働き続けている人は、普段はちょっと力を抜いて働いています。本当はみなさんにも、そのように働いてほしいのです。

試験や受験などの勉強の場では「100点を取るためには120点を目指さなければいけない」という言葉があります。 それは、あくまで目指すべき目標に到達するための心得です。普段の仕事とは状況が違います。特に営業など、数字を追う職種で働く人は常に120％を目指してしまうことが多いです。

普段の力を60％にすれば、決算期などの特別に忙しいときにも、80％や100％の

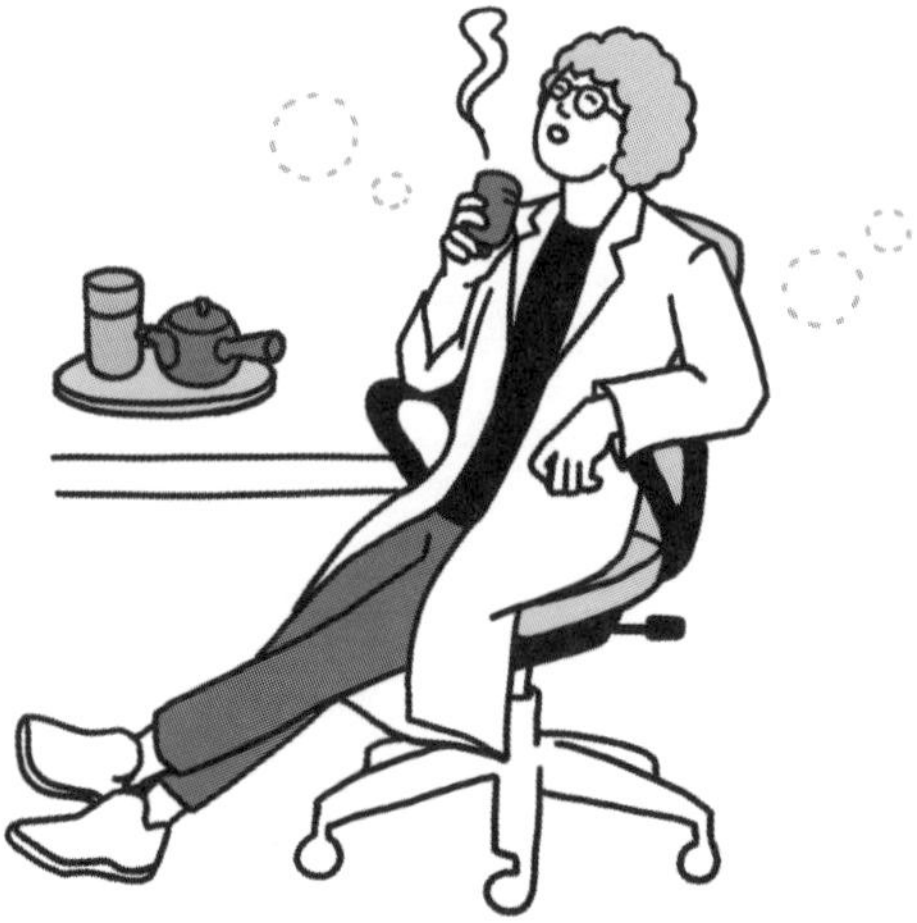

エネルギーでいつも以上に頑張ることができます。100%の力をデフォルトにしていると、「ここぞ！」というときに、エネルギーが枯渇してエンストを起こしてしまうのです。「私は最後の踏ん張りがきかない」「責任を果たせなかった」などと自分を責めるのではなく、**「普段から頑張りすぎていたのかも」と気づきましょう。**

とはいえ、ずっと100%の力を出そうと懸命に働いてきた人に、「60%の力でいいよ」とお伝えしても、どうしたらいいのかわからなくなってしまいます。「手抜きをしろってこと?」「今までの成績でノルマが割り当てられているのに?」と戸惑ってしまったり、「じゃあ、今までの私はなんだったの?」とさらなる疑問が芽生えるかもしれません。

「私は、今の100%の力でなんとか期待に応えられている」「60%の力ではきっと〝仕事ができない人間〟って切り捨てられる」と思う人もいます。

しかし、あなた自身を壊してまで守るべき仕事や職場はありません。

心や体が悲鳴を上げていると感じたら、今の60%のエネルギーで働く方法を考えてみましょう。もしも職場環境がそれを許さないのであれば、休職や部署異動、退職などで〝100%の姿勢〟を一度リセットすることをおすすめします。

あなたを追いつめるネガティブな思い込み

耐えられないほど厳しい状況にいるのに「会社を辞められない」と、我慢をする人は自分のことを否定してしまう傾向があります。

「これくらいできて当然なのに、結果を出せないのは私の努力が足りないからだ」

「しんどいのはみんな一緒。私だけ手を抜いたり、残業や休日出勤を断ったりなんて、絶対にできない」

「本当はしんどいって言いたいけど、ネガティブな言葉は言わないようにしなくちゃ」

そんなことを考えるときはありませんか？

どれも一見、真面目でひたむきな感情です。このように頑張っている人は「一生懸命でいい人」と称されることも多いでしょう。

でも、ちょっと待ってください。これらの思考には、やや心配な共通点があります。

それは「いけないのは自分だ」「私に原因がある」と受けとめていることと、〝ネガティブな思い込み〟を根拠に、自分自身を奮い立たせようとしている点です。

自分に対するネガティブな思い込みは、心と体に余裕があるときなら「よし、負けるもんか」「ここでレベル上げだ！」と意欲の向上につなげることもできます。

しかし、**もう十分に頑張っていて、心と体が疲れているときは逆効果です。**

自分への否定が新たなプレッシャーを生み、「頭ではわかっているのに、どうしてそれができないんだろう？」とさらにあなた自身を縛り付けてしまいます。

これはとても心配な状態です。

あなたの正論は、あなたを逃げ場のないところに追い込んでいないでしょうか。

頭でわかっているのに実行できないときは、自分を否定するのではなく「疲れているのかも？」と考えてください。

私から見ると問題は、多くの人が自分の心や体が疲れている事実に気づかないことにあります。「薄々は感じているのに、気づかないふりをしてしまう」といったほうがいいかもしれません。

元気な人だからできるポジティブ思考

会社や仕事のことで悩んでいるとき、誰かに相談をすると「もっとポジティブに考えたほうが気持ちがラクになるよ」「上司や先輩の言葉を重く受けとめすぎ。『私のことを気にかけてくれているんだな』程度にありがたく聞いていればいいのよ」など、あなたの気持ちを軽くするような言葉を言われることがあるでしょう。

あるいは「ここを乗り越えれば君はひと皮むける。だから、もう少しだけ頑張ってみて」という、あなたを励ますようなアドバイスをもらうこともあると思います。

でも、**どんなに前向きな言葉を聞いても、まったく受け入れられないようなら、もしかしたら、もう限界まで余裕がなくなっている可能性があります。**「そんなことはわかってる」「それができないから悩んでいるのに……」と否定的な感情がふくらみ、挙句の果てにはアドバイスをくれる人に「私の気持ちが全然わかっていない！」と反抗したくなっている状態です。

そんなときはまず**人間の脳は、ネガティブがポジティブに勝ってしまう傾向がある**ということを思い出してください。

私たちの脳は、ポジティブとネガティブとを比べると、ネガティブなことのほうが記憶に残りやすい性質を持っています。これは人間の生存本能・防衛本能の一種です。ネガティブな経験の記憶を残しておかないと、次に同じようなことが起きたときにうまく対応できなくなるからです。

つらい状況が続いたり、精神的に大きなダメージを受けるような出来事があったりすれば、誰でも「また何かイヤなことが起きるんじゃないか」とネガティブな思考が頭をめぐります。ポジティブに考えられるのは、想像するようなイヤなことが起きても対応できる、少し余裕のあるときだけなのです。

なので、**無理してポジティブになる必要はありませんし、悩みや課題は乗り越えなくてもいいのです。**今までずっと、悩みや課題を解決するために頑張ってきたと思います。どうしてもポジティブになれないときは、力を抜いて休んでみましょう。

「〇〇だから頑張れる」はポジティブな気持ち？

ネガティブ思考を、ポジティブ思考に変換するために使いやすいのが「自分を励ます」という方法です。

自分の中で期限を決めて「あと〇ヵ月だけ、踏ん張ってみよう」と望みをつなぐことは悪い策ではありません。期限を区切ったほうがやみくもに走り続けるより、プラス方向に気持ちを転換できます。

問題を先送りすることなく、実際に「〇ヵ月」後に結論を出せればベストといえるでしょう。

しかし、「家に帰れば猫が癒やしてくれるから大丈夫」「寝る前のゲームでストレス発散すればいいや」と個人的な楽しみを担保にしたり、あるいは「私より苦しい同僚

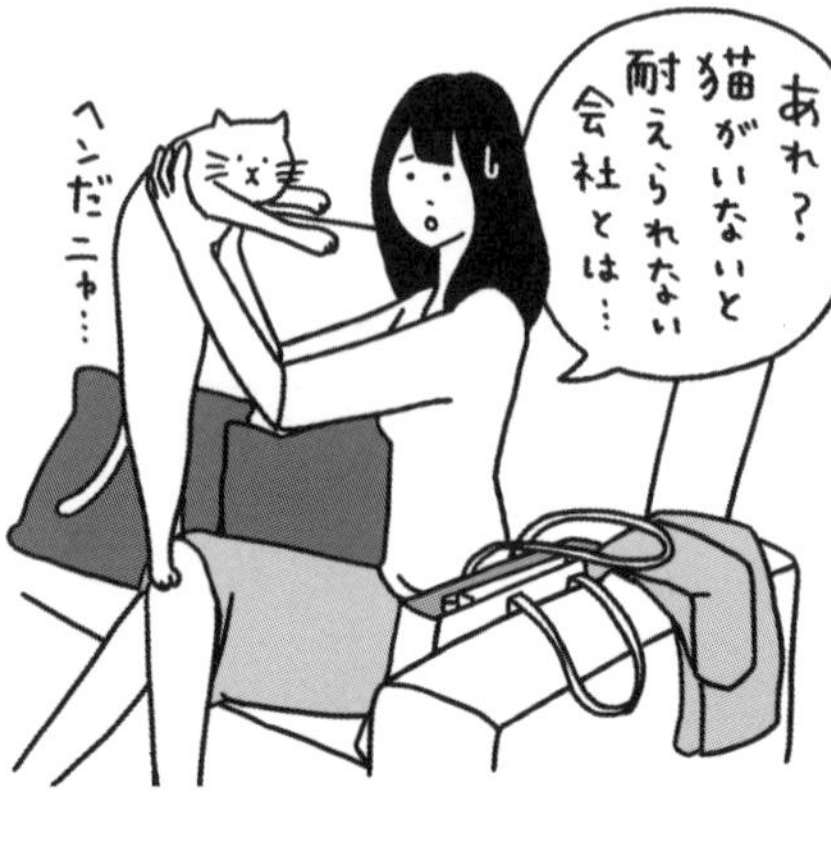
あれ？猫がいないと耐えられない会社とは…
ヘンだニャ…

もいっぱいいるんだから」と他者と比較したりして、心の安定を図る方法はやや心配な状態です。一見ポジティブに見えますが、本質的には異なるからです。〝猫〟や〝ゲーム〟や〝私より苦しい同僚〟がないとやってられない時点で、実は自分が思うより崖っぷちに立っているのかもしれません。

「AがダメでもBがある」という思考はその場しのぎに終わることが多く、どんなに気を紛らわせても「Aはダメ」という状況は依然として残ります。

今のあなたは自分に鞭を打ち、最後の気力と体力を振り絞っている段階です。崖から落ちる一歩手前で、ギリギリ持ちこたえているように私には思えます。

「崖っぷち」とは、言い換えれば、それぞれの人の「限界ライン」を示します。よく「限界を超えよう」とか「限界に挑戦」というような表現が使われます。

しかし、私のような精神科医が考える限界ラインは、決して越えてはいけない境界線としてのラインです。越えれば心身に症状があらわれ、日常生活に支障をきたしてしまいます。

限界ラインの崖っぷちにくると、人間の心と体は「危険サイン」を発します。自分の気持ちをごまかさず、2章と3章の「危険サイン」で判断しましょう。

どうしてこんなに働きにくい？ 職場に渦巻く〝空気〟の威圧感

会社でも学校でも、人が集まって形成されるコミュニティー（組織）には〝場の空気〟が生まれます。〝なんとなく「有給休暇をとる」とは言い出せない空気〟や〝売上成績が最優先される空気〟はメンバーに影響を与え、ときには空気を読む人たちの意識が〝同調圧力〟に変化してプレッシャーやストレスを増大させます。

空気を決めるのは、集まっている人たちの価値観の総意です。

例えば、子どもの頃から「人間は平等だ」と教えられてきた人は多いと思います。けれど「それは建前だ」と感じている人も同じように多いでしょう。

現実を見ればＩＱが高い子もスポーツ万能の子もいて、能力や才能には歴然とした差があります。体の丈夫な子と、気をつけているのに風邪をひきやすい子もいます。にもかかわらず、〝平等〟だから同じテストを受け、劣っていると先生に「もっと努力しましょう」と言われたりするのです。

また日本には〝年功序列〟といった古くからの秩序も存在します。上下関係が何より大事で、能力や人柄などに関係なく「上の人は尊敬・尊重されるべき」という暗黙のルールです。

「平等だ」という建前と「平等じゃないよね」という本音。「年功序列」という建前と「尊敬できない上司もいる」という本音。そこへ外から「人間は多種多様。向き・不向きなど個人差があって当然」「年齢より能力で評価されるべき」という国際的な価値観が入ってきました。さすが21世紀、令和の時代です。

ところが社会というものは、そう簡単に考え方を変えられません。「個人差は当然」という建前の裏に「自分だけ休むの？」と平等を強いる本音があり、「能力主義」の建前の裏に「先輩の言うことは絶対」という本音がひそんでいます。

このように建前と本音が複雑に入り混じっている職場は、とても息苦しいでしょう。社会人になると「仕事で一定以上のパフォーマンスを出す」という義務感・責任感を求められます。それが**学生時代にはなかった精神的な負荷となり、職場の空気を適当にあしらえなかったり、自分らしさを見失ったりしやすくなるのです。**

「好きなことを仕事にする」社会が生きづらい理由

〝空気〟にはまた、世の中全体に流れるものもあります。いつからか、世の中では「好きなことを職業にしている人がいちばんかっこいい」と声高に言われるようになりました。

〝仕事を神聖化する空気〟です。

例えば、ユーチューバー（YouTuber）も「好きなことをしてお金が儲かるから楽しそう」と、憧れの対象になることが多いです。

しかし、好きなことを職業にしたからといって、毎日楽しいことだけをしているわけにはいかないはずです。頭を抱えて企画を練ったり、徹夜で編集作業を行ったり大変です。再生回数やチャンネル登録者数など、数字も気にしなくてはいけません。

つまずいたり、悩んだりしたときに「でも好きなことをしているんだから」と弱音

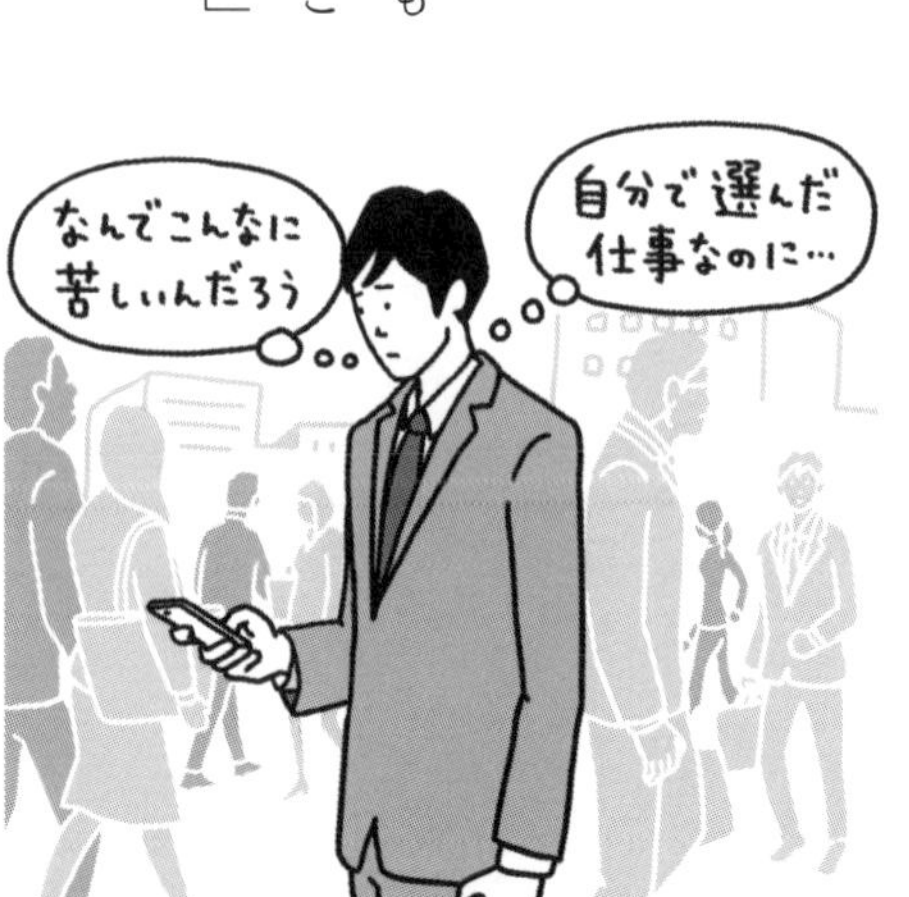
なんでこんなに
苦しいんだろう
自分で選んだ
仕事なのに…

を吐いたり、言い訳ができない〝空気〟もあります。

職業面の自己実現だけを神聖視するようになった背景には、ネット情報社会とSNSの普及の影響があると考えられます。特に最近は動画の配信や、SNSの投稿が、個人的な情報発信にとどまらず、仕事にも関わってくることが多くなりました。

友人、知人の投稿を見て、「同じゼミだった子は、みんな夢に向かって頑張っているんだ」「あいつはもう、海外出張するほど重要な仕事を任されているのか」「この子の投稿、すごく評価されている」などと刺激を受けることもあるでしょう。

実は自分の見せたいところだけを発信しているのに、受け取った側がそれを忘れて「すごい！」「うらやましい！」と感動してしまうのがSNSマジックです。他者の頑張りや輝きが見えやすいネット社会では、そのせいで自分と他者を比較し「私だけ置いていかれちゃいけない」とプレッシャーを溜め込む人が増えています。

一方、職業は収入を得るための手段と割り切り、プライベートで幸せを獲得している人もたくさんいます。それが好きなことを職業にした人より「かっこ悪い」とは言えないでしょう。**ネットの情報やSNSの情報だけが、その人の全てではないように、仕事だってあなたの人生の全てではありません。**

「自分の軸」を思い出すためにしてほしいこと

世の中や会社に流れる空気に違和感を覚えるとしたら、それはあなたが「自分で物事を考えたい」と思っているからではないでしょうか。

周りが「Aだよ」と言っても、無条件に従うのではなく「本当にそうかな。Bの場合もあるのでは？」と考え、納得できる答えを自分で見極めようとしているのです。とても自然で、よりよく生きていくために必要な知性といえます。

日本人は周りと意見を合わせがちで、もっといえば、周りの顔色をうかがって意見や行動を決める傾向があります。そして意見や行動を合わせない誰かがいると、「どうしてみんなと同じようにできないの？」と異分子のように扱ったりします。

これが、職場や社会を息苦しくさせている〝同調圧力〟の正体です。

周りの空気に振り回されて息苦しくなったとき、最初に試してほしいこと、それは**「好きなこと、好きなもの」を思いつくまま、50個リストアップすることです。**

「海が好き」「テレビを見ながらぼーっとするのが好き」「体を動かすことが好き」「少人数で飲むのが好き」「猫が好き」「優しい人が好き」「広くて明るい空間が好き」「からあげが好き」「△△クンの声が好き」などなど、なんでもOKです。

そして50個を見渡し、そこに何か傾向があるか、あるとしたらどんなことかを考えてみます。これはカウンセリングにも用いる方法で、100個を求める場合が多いのですが、私は50個でも十分に効果があると感じています。

これをすると「自分の軸」が見えてきます。周りの空気に影響されることなく、あなた自身が判断する〝評価のものさし〟です。

例えば「眠ることが好き」という人が、ハードワーク続きで睡眠時間を削っているとしたらセーブが必要です。チームプレーが好きなのに、ひとりで黙々と業務をこなして、同僚と競わなければならない職場ならストレスが溜まるのも仕方ありません。「好き」にはあなたの性格や嗜好、評価基準などがあらわれています。自分を見つめ直して行動を選択するとき、頼りになるアドバイザーとして大いに活用しましょう。

危険サインに気づいたら会社を辞める選択肢を持つ

この章の終わりは「辞めたほうがいいことはわかっているけれど、辞められない」という人へのアドバイスです。

「辞められない」理由は「勇気がなくて」かもしれませんし、「周りの人に引きとめられて」「収入が途切れると困るから」「就職先があるかどうかわからないし」「転職先もイヤな職場かもしれないから」と、いろいろなケースがあると思います。

でも、それら全てをひっくるめて、それは、あなた自身の心や体より大切なものでしょうか？

私は仕事とは〝健康で幸せな生活を送る〟という目的を達成するための手段のひとつと思っています。もっと割り切って言うなら、お金を稼ぐ手段のひとつなんです。

世の中にたくさん選択肢がある中で、「今の仕事しかない」と手段にこだわっていませんか？

もし「辞めたほうがいい」とわかったうえで仕事を続けているのなら、すでに心や体が限界に近づいている可能性が高いです。

P25で「精神科医が考える限界ラインは、決して越えてはいけない境界線」と書きました。その境界線を越えると心身に何らかの兆候があらわれます。それはあなたがどんなに頑張ろうと、その意志の届かないところで、心や体が悲鳴を上げて知らせるSOSの「危険サイン」です。

危険サインがあらわれたら、心や体が「これ以上、今の状態を続けてはいけませんよ」と言っていると思ってください。危険サインの種類や内容、それぞれの対処法などは2章、3章で具体的にご説明します。

ただし、対処法はあくまでも、その場を乗り切るための方法で、危険サインの原因となるような問題を解決しているわけではありません。ひどい傷を放置して、痛み止めを飲んでいるだけのようなものなのです。

何より大切なのは、そろそろ「会社の辞め時」だということを自覚すること。

それに気づけたら、1日でも早く会社を辞めるための行動を起こすことです。もちろん〝慌てず、できることから、自分を追いつめずに〟です。

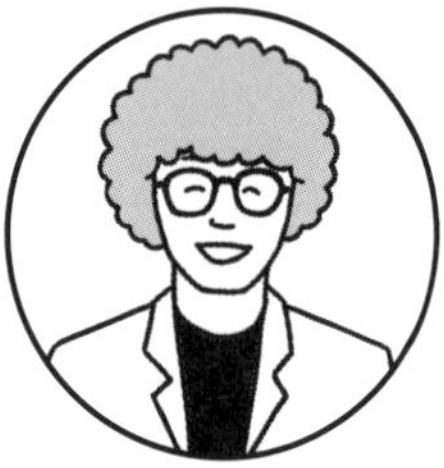

あなたは今、笑顔ですか？

2章

「心の危険サインだ」と思ったときの対処法

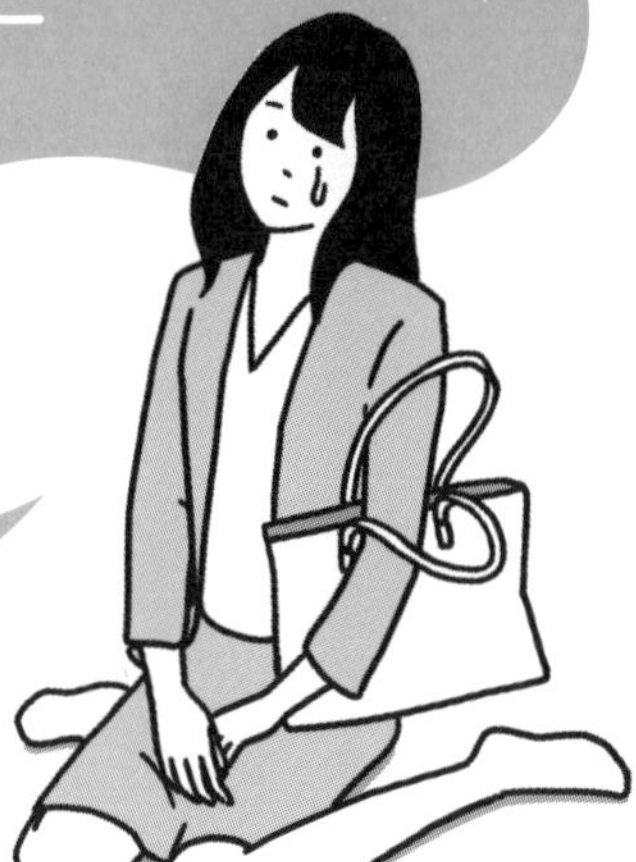

上司が怖くて
もう会社に行きたくない

「上司と顔を合わせることがつらい」「上司がいるから、会社に行くのが怖い」

そのように感じている人はたくさんいると思います。実際私は「上司が苦手で、会社に行けなくなった」という方も多く診てきました。

職場で恐怖を感じる原因の最たるものは、人間関係です。理不尽なことを言ったり、すぐ叱責してくる。そんな上司だったら毎日がとてもつらいでしょう。

そのとき、「上司を苦手と思ってはいけない」と考え、「仲良くなれる方法があるのではないか」と、相手の機嫌を取ろうとしたり、好かれようと頑張ってしまう人がいます。でも、それが成功したという人を私は見たことがありません。

もしかしたら……とわずかな望みにかけても、さらにあなたがボロボロになってしまうだけです。

そんなあなたに伝えたいことは、**自分の「会社に行きたくない」という気持ちを否定しないでほしい**ということです。間違っても、「みんな会社に行っているのに、こんなふうに思う自分はダメなんだ」とは考えないでください。「怖くて行きたくない」という感情は、あなたの内側から出てきた、自分を守るための自然な反応です。

今のあなたがするべきは、「物理的に上司と距離を取る」ための行動を起こすことです。怖い上司のさらに上の立場の人に相談する、異動願いを出すなど、社内でできることがあれば、やってみてください。出社しない働き方も広まってきていますから、テレワーク、リモートワークを打診するのもいいですね。

それでも、なかなか希望が通らない、会社の人数が少ない、相談してもどうにもならないなど、うまくいかないというのも実情でしょう。でも、諦めないでください。あなたが会社を辞め、距離を取ることは可能です。

恐怖に勝つことが立派なわけではありません。あなたの心はすでに、「自分の身を守って！」と伝えてきています。その心に素直に従うことです。自分の身を守ること、必要があれば「逃げること」こそが、大切なことです。

「また怒られたら……」とビクビクしてしまう

上司に怒られたり、先輩に嫌味などを言われて落ち込むことがあったとき、それが心の傷となって、ずっと残ってしまうことがあります。

もちろん理不尽に怒られるのもイヤですが、単純に自分がミスをしたり、仕事ができなくて、注意をされて当然という場合でも、イヤなものです。Ｐ23で〝人間の脳は、ネガティブがポジティブに勝ってしまう傾向がある〟とお伝えしました。あなたが怒られたり、イヤなことを言われる前から「またそれが起きたらどうしよう」と気に病んでしまうのは、他人が突きつけてくるネガティブに対し、防衛しようと身構えているから。それは至極当然のことで、それを否定する必要はありません。

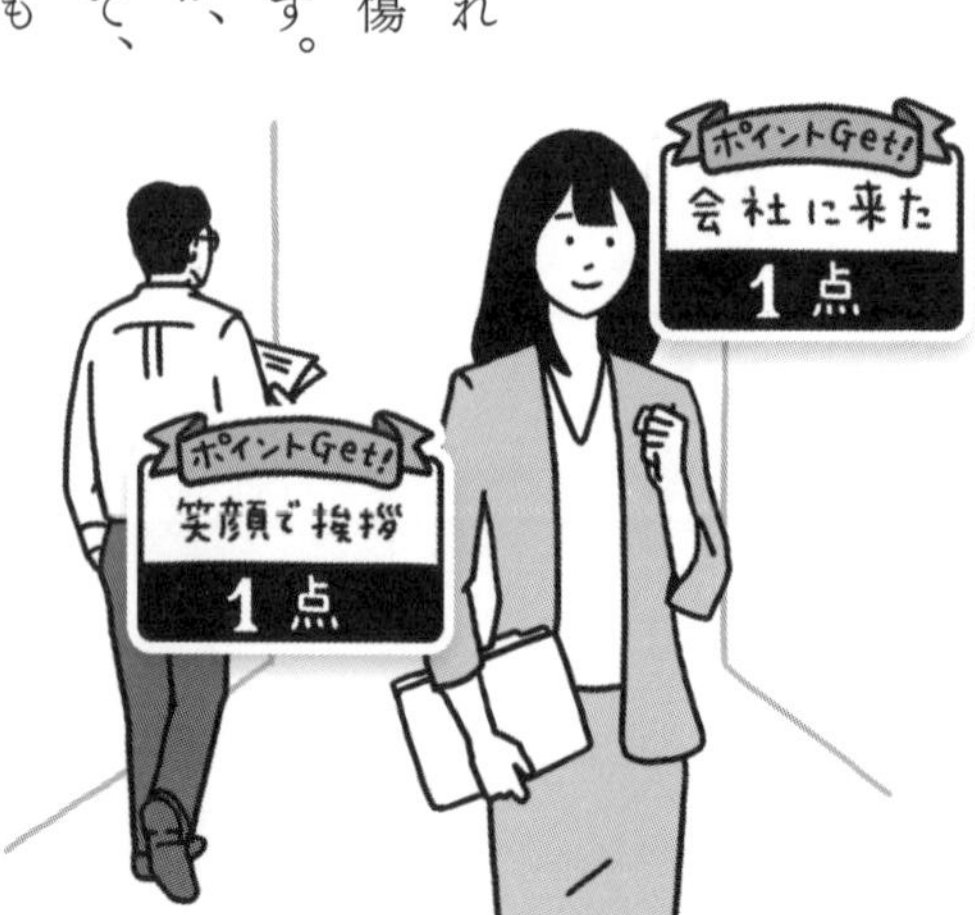
ポイントGet!
会社に来た
1点
ポイントGet!
笑顔で挨拶
1点

「怒られる」というのは、「他人のものさしで測られている」ということです。

この怒られるときのものさしは、「締め切りに5分すぎたからアウト」「こっちの期待通りに動いてくれなかったのでマイナス」などと、減点法になっています。嫌味や攻撃的なことを言われるのも、他人からマイナスを突きつけられることです。

他人からのネガティブを打ち消すために、自分で自分を褒めるポイントを持ってみましょう。他人からのマイナスに心が負けてしまわないよう、自分のものさしを使って、自分にどんどんプラスを与えていくのです。

このとき、自分を褒める＝加点するポイントは、簡単なレベルに設定してください。例えば、「雨の日は会社に行くだけでえらい」で1点、「朝起きるのはだるいけど、会社に行けた」で1点、「いつもより早めにできた」で1点など、自分なりに点数が入りやすいポイントをいくつも決めておいて、1日に3点も入れば、十分合格です。

さらには、「エスカレーターがあっても階段を使う」を1点にしたとします。すると、〝今日の合格点〟を稼ぐために、「夕方は疲れてしまっているだろうから、朝に階段を使おう」といったように、1日の行動をいろいろと考え、前向きにすごせるようになったりもします。ぜひ、「自分に加点」することを、毎日の習慣にしてください。

会議、雑談……会社での会話がつらい、なるべく離れて、黙っていたい

上司や先輩、同僚や部下との付き合いがうまくいかない、会議で気の利いたことを言おうとして空回りしてしまう……。

会社でのコミュニケーションにつまずくことは、誰にでもあることです。もしも、「もう誰ともしゃべりたくない」「何も聞かないで、話しかけないで」と考え、社内で気配を消すようにすごしているのだとしたら、あなたは今、だいぶ調子が悪くなっているかもしれません。強いストレスのせいで、本来の自分ではなく、少し別人のようになってしまっている時期でしょう。

といっても、決してそれがダメなわけではありません。

人と会うこと、人と話すことって実は、かなりエネルギーを使うことです。すでにエネルギーがすり減って疲れてしまっているところに、「しんどいけど話さなくちゃ」「みんなとうまくやらなくちゃ」などと自分にプレッシャーをかけることが、いちば

ん良くありません。それを繰り返すうちに、気づけば負のループに入り込み、やがて力つきてしまいます。

コミュニケーションを断って、ひとりでいることを選ぶことは、悪いことではなく、逆に、**「エネルギーを溜めることに集中している」プラスの行動なのです。**その選択をポジティブに捉えてほしいと、私は思います。

それに、しゃべらない＝孤立してしまうと思う人は多いのですが、そんなことはありません。話す割合は、5対5だけのものではなく、8対1、9対1でも問題なく成立します。

エネルギーを集中して溜めている時期には、「聞き上手」を目指してほしいと思います。会社での役割を「聞き役に回る」と決めるのがいいですね。聞き役ですから、別に何も話さなくていいんです。人が話しているときに、「うん、うん」とあいづちを打ってみる程度で十分です。

あなたは、今の自分の状況を悲観的に考えすぎてしまっているのかもしれません。「もうひとりでいい！」なんて、自暴自棄になって自分を追い込まないでくださいね。

仕事をうまく片づけられず時間ばかりがすぎていく

仕事がいろいろ重なって、「これは急ぎでやらなくちゃ」「でも、こっちも終わらせないと……」「あ、さっきのメールに返信しなくちゃ」とバタバタしているうちに気づけばあっという間に終業時刻に。でも結局、どれも中途半端で、タスクも減っていない。「この数時間は何だったんだ……」と落ち込むことがあります。

忙しくて時間の感覚がなくなってしまうという人はよくいますが、理由のひとつは、**疲労が溜まっているせいで頭が働いていないこと。**この場合は、とにかく「頭を休めること」が肝心です。

そしてもうひとつ、タスクを効率良くこなせないという人に共通するのが、**やるべきことの優先度がうまくつけられないこと**だと私は思っています。

思い当たるふしがある場合は、出社後、朝いちばんに、〝今日、やるべき仕事〟がどれくらいあるのか、実際に紙に書き出してみましょう。

優先順位を決めるポイントは、「緊急性」と「重要性」です。**優先順位の1位は、緊急性が高い×重要性が高いものです。**順に、

・緊急性：高×重要性：低（急ぎで、さくっとできるもの）
・緊急性：低×重要性：高（急ぎではないけど、ミスがゆるされないもの）
・緊急性：低×重要性：低（手が空いたときにやればいいもの）

と続きます。

もちろん、いちばんに取りかからなければいけないのは、優先順位1位の仕事。まずはここに集中して取り組めるよう、1日のスケジュールを考えるといいでしょう。

そして、仕事を書き出したらずらずらとリストが続き、「どうしたってこなせるわけがない」と、明らかにキャパオーバーなことがわかったときは、迷わず周りにSOSを出しましょう。

仕事に追われて時間の感覚をなくしている人は、助けを求めるタイミングがわかっておらず、助けを求めるのが遅すぎる場合があります。始業してすぐなら助けを求められるほうも調整しやすく、快く引き受けやすいです。「ムリ」とわかった時点ですぐに、周りにヘルプを求めてくださいね。

次々と仕事を頼まれ、泣きたくなる

あなたはきっと会社で頼りになる存在で、そして、とても頑張り屋さんなのだと思います。だからといって仕事をどんどん押しつけられたら、「なんで私だけがこんなに苦労しなくちゃいけないんだ」と、悲観的になってしまいますよね。

ネガティブな気持ちになる原因は、キャパオーバー。**ベストな解決法は周りにSOSを出すことです。**けれども真面目さゆえに「助けて！」と、なかなか言い出せないこともあるでしょう。上司や同僚などに仕事を分担してくれるよう頼むとき、直接言えればそれで問題ありませんが、対面では緊張するでしょうし、いざとなると、うまく言葉が出ないということもあります。

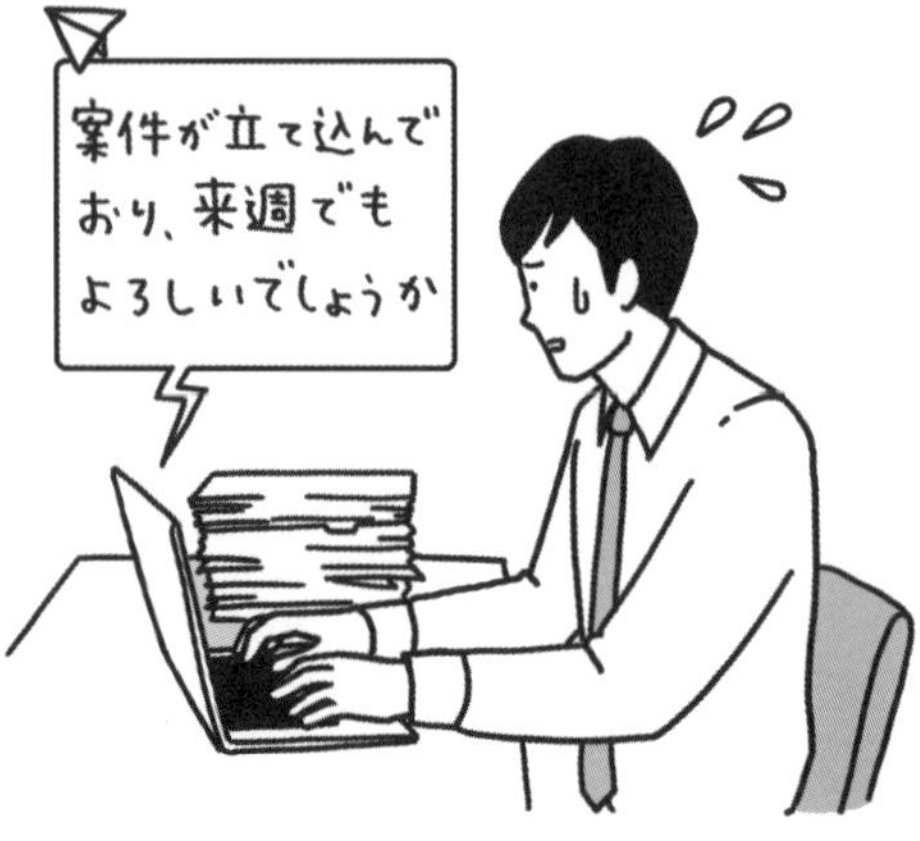
案件が立て込んでおり、来週でもよろしいでしょうか

いちばん手っ取り早くて負担が少ないのは、メールです。電話のほうがラクというなら、もちろんそれでもかまいません。

SOSを出す際は、「自分の限界が来ている」ことをストレートに伝えてみてください。ただし、「もうムリ！　できません!!」と、怒りをぶつける感じにはならないよう注意が必要です。その場では助けてもらえるかもしれませんが、逆ギレのように見えてしまうため、どうしても悪い印象になってしまいます。キャパオーバーになったのはあなたのせいではなく、周りに非があるのかもしれません。とはいえ、協力を求めるときは「お願い」が基本です。

また、ただ「できない」と言うのではなく、「来週の火曜まで待ってもらえたら」とか「データを確認するだけでしたら」など、**「どうしたらできるのか」に焦点を当てて相談するというのも有効です。**頼まれるほうも「今週中に必要だから手伝う」「それなら違う人に任せる」などやり方を考えられ、引き受けやすくなります。

もし、そこまでお願いしても、誰も手伝ってくれないのなら、それは、そのような同僚、そして会社なのです。そんなところにあなたが潰される必要なんてありません。無理をして心身を壊してしまう前に、逃げ出すほうが得策です。

みんなに迷惑がかかると思い、相談したり、休みを取ることができない

仕事中に相談したいことができても、「話しかけたら迷惑かな」「こんなことを聞いたら申し訳ない」と声をかけられなかったり、「自分が休んだらみんなにしわ寄せがいくかも」などと罪悪感を抱いて有給休暇を取れない。そして、「この会社ムリ！」とわかっているのに、「辞めたら迷惑がかかってしまう」と考えて辞められない。

あなたも、そんなふうにひとりで頑張りすぎていませんか。

周りへの迷惑を気にかけすぎて自分を苦しめている人は、実に多いのです。あなたも、そのようにとても優しく、真面目な人なのでしょう。

〝周りへの迷惑〟を過度に気にする背景には、子どもの頃、親や学校の先生などから「人に迷惑をかけてはいけません」と言い聞かされて育ったことが関係しています。それが大事な価値観としてしっかり植え付けられてしまっているのです。「人に迷惑をかけてはいけない」というのは、「人に頼ってはいけない」とイコールです。その

価値観に縛られていると、人への頼り方がわからなくなってしまいます。

まず理解してほしいのは、「人は、お互いに迷惑をかけ合って生きているものだ」ということです。「迷惑をかけずに生きたい」と思っても、どうしたってそれはできない話なのです。そうやって迷惑をかけ合うことが当然だからこそ、「困ったときに助けを求める」「互いを支え合う」ことができるといえます。

あなたも、あなたの根底にある価値観を「人に迷惑をかけることは当たり前」「周りの人に頼っていい」と書き換えてください。

そして、「自分は迷惑をかけている」と感じることがあっても、それが悪いことだと思わないこと。**無理してひとりで頑張らなくていいですし、助けが必要ならSOSを出していいのです。そうしてあなたに余裕ができたら、今度は、あなたが誰かを助けてあげたり、受け入れてあげればいいのだと思います。**

最後に、「会社に悪いから辞められない」というあなたへ。あなたひとりがいなくなったとしても、会社は潰れたりしません。でも、あなたが無理を続けたら、あなた自身は潰れてしまいます。会社に対しては、「自分の代わりなんていくらでもいるでしょ」くらいに思っておくほうが、正解です。

会社に自分の居場所がない・悪く思われている気がする

会社に居場所がないと感じるのは、あなたが会社を、「安心・安全」なところだと感じていないからです。

特に過労やメンタルヘルスの不調で会社を休んだあとには、誰かの視線を感じるだけで「何か言われているんじゃないか」「ダメなやつだと思われているんじゃないか」と疑心暗鬼になったり、優しく接してくれる態度そのものに「自分は腫れ物に触るように扱われている」と感じてしまったりします。

そんなふうに感じてしまうのは、「休んでしまった」ということも含めて、自分を受け入れられず、自信をなくしてしまっているせい。周りの評価というよりも、自分自身で自分を不必要に低く見積もり、「ここにふさわしくない」と思い込んでいるためです。

そんなあなたに、最初に試してほしいのは、「会社を安心・安全だと感じられる場所にする」ことです。そのためには、**「周りの人の居場所をつくる」ことをしてみましょう。**誰かの居場所をつくってあげるために何をすべきか。それは相手に「あなたのそばでなら、私は素の自分を出せる」と伝えることです。言葉でも、態度でもかまいません。誰にとっても、このメッセージは嬉しいものです。**相手の居場所をつくってあげるということは、そこに「あなたの居場所」もできるということです。**

相手にとっても、あなたがリラックスできる存在になる。相手が喜んでくれたらこっちも嬉しくなり、とても安心する。穏やかで心落ち着く場所です。

会社を見回して「居場所をつくってあげたい」と思えるような人はいるでしょうか。その人は、同じ部署でなくても、たまに会うくらいの間柄でもかまいません。一緒に仕事をしているメンバーから探す必要はないので、広い視野で社内を見渡してみてください。

居場所をつくってあげる人は、あなたが「その人のためだったら」と思えることが大切です。どんなに社内を見回してもそんな人ひとりもいないというなら、そこで諦めてOK。いよいよ、会社から離れることを考え始めましょう。

悩みを相談できない・グチを言える人がいない

悩みや不平不満など、もやもやした思いをひとりで抱え込むのは良くありません。吐き出さないままずっと我慢し続けていると、そのストレスが体の不調やメンタルヘルスの崩れへとつながってしまいます。仕事上の問題だとしても、家族や友人など身近な人の中に悩みごとやグチを言える人がいるなら、その人にあなたが抱えている思いを聞いてもらいましょう。

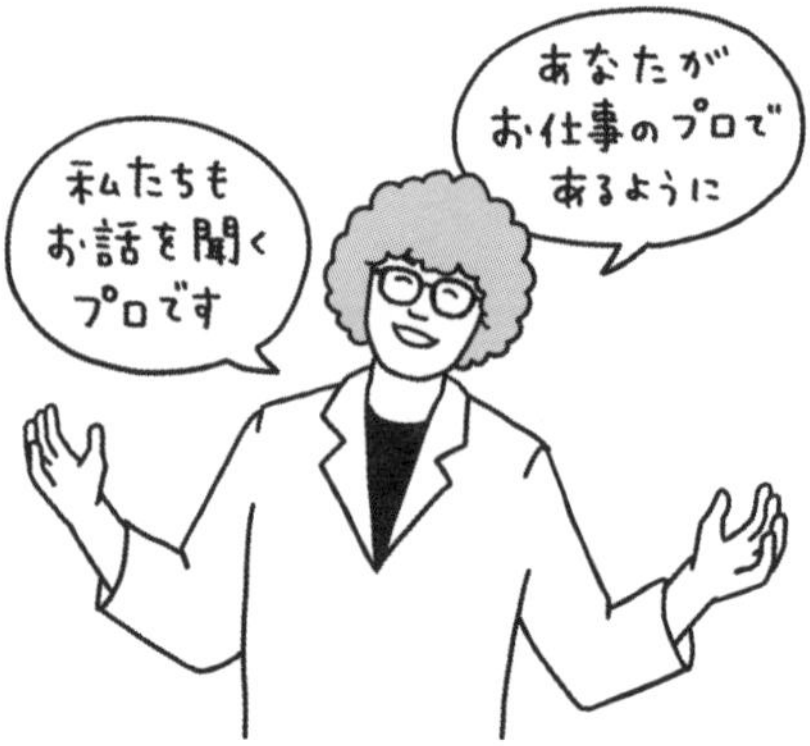
あなたが
お仕事のプロで
あるように
私たちも
お話を聞く
プロです

身近に相談できる人がいない、もしくは周りの人には言えない、言いたくないという場合は、ぜひ、心療内科や精神科を訪れ、精神科医や心理カウンセラーに向かって吐き出してください。

どこか具体的に悪いというわけでもないし、病院に行くのはちょっと……とためらわれるかもしれませんが、「一回、ただ話を聞いてもらうだけ」という心づもりで訪ねていただくので、かまいません。

「吐き出すだけでラクになれる」というのは、本当です。悩みやグチなどを吐き出して、そのつらさを誰かと共有してラクになる経験をしてもらえたら、と思います。「話したらスッキリ」という感覚がわかったら、普段それほど腹を割って話す関係ではない人にも、「ちょっと聞いてくださいよ」なんて声をかけられる勇気が出てきます。それができたら、それ以降は相談する相手は専門家でなくてもいいですし、もちろん、再び医師やカウンセラーに相談してもかまいません。

もし、会社に産業医がいるのでしたら、産業医に相談することもおすすめします。産業医を敬遠している人は、相当数いらっしゃいます。産業医の私が言うのもなんですが、それって実にもったいない話です。産業医は職場事情や組織の特性、文化に通じていて、具体的な解決方法を示し、働きかけてくれることも期待できますので、うまく活用してほしいと思います。

休みの日も仕事が頭から離れない・翌日の仕事のことを考えると不安になる

「休日でも仕事のことが頭から離れず、遊ぶ気になれない」「来週に持ち越している仕事が気になって、そのことを考えているだけで休日が終わってしまった」など、オンとオフの切り替えがうまくできず、休みの日でも心が休まらないという声をよく聞きます。日曜の夕方になると気が重くなり、明日からの仕事が不安になってくるという人も多いですよね。

私は、休みの日に仕事のことを考えてしまうのは、ある程度は仕方のないことだと思っています。それだけ仕事に対する熱量があるからだと思いますし、考えるなと言われても、どうしても気になってしまうでしょう。とはいえ、仕事のことを考えるだけで休日を使い切るのは、もったいないですね。

そこであなたにやってもらいたいのは、休みの日、例えば〝日曜の午前中〟などと時間を決めて、その時間内に**「仕事の何が不安なのか、何が気になっているのか」と積極的に向き合って全て書き出していくことです。**

頭の中で考えているだけだと、時間をかけても、考えはなかなかまとまりません。結論が出たことも、少し時間が経つと「いや、でも……」なんて思い返し、また一から戻って考えることを繰り返したりします。書き出して「見える化」することは、そうした堂々めぐりや、時間の無駄づかいをなくし、不安を解消することに役立つのです。

頭の中でぐるぐるとめぐっていたことを書くことで、一度、頭の外に出してから、それを読み返して、もう一度頭に戻すことができます。こうすると、考えをうまく整理できるようになり、「これはこうすれば解決できる」「こっちは今心配しなくても大丈夫」などと、その後のプランを立てたり、前向きに取り組む力が湧いてきます。

休み明けの仕事で心配なことがあるなら、出勤日前日の夕方の数時間、早めにアクセルを踏むつもりで仕事モードに入り、やることリストや懸案事項などを書き出すというのもいいと思います。何もせずにもやもやしたままで「明日仕事なのに眠れない」となるよりは、断然ラクな気持ちで明日を迎えられるでしょう。

休日ずっと寝てしまって無駄にすごしてしまう

「休みの日に仕事のことを考えるのは良くない」「休みの日を充実させなければいけない」と考え、そう考えること自体がプレッシャーになっているという人がとても多いです。オンとオフをきっぱりと切り替え、休日は趣味に没頭してすごす。そんなライフスタイルがかっこいいという風潮もありますが、レジャーや趣味を楽しむこと＝充実した休日ではありませんし、そうすごすのが正しいというわけでもありません。

休日には仕事のことを考えても、一日横になって休んでいるだけでも、かまわないのです。当然、休みだからといって、明るい気持ちですごさなければいけないなんてこともありません。仕事のことを心配したり、不安になるのは自然なことです。そう

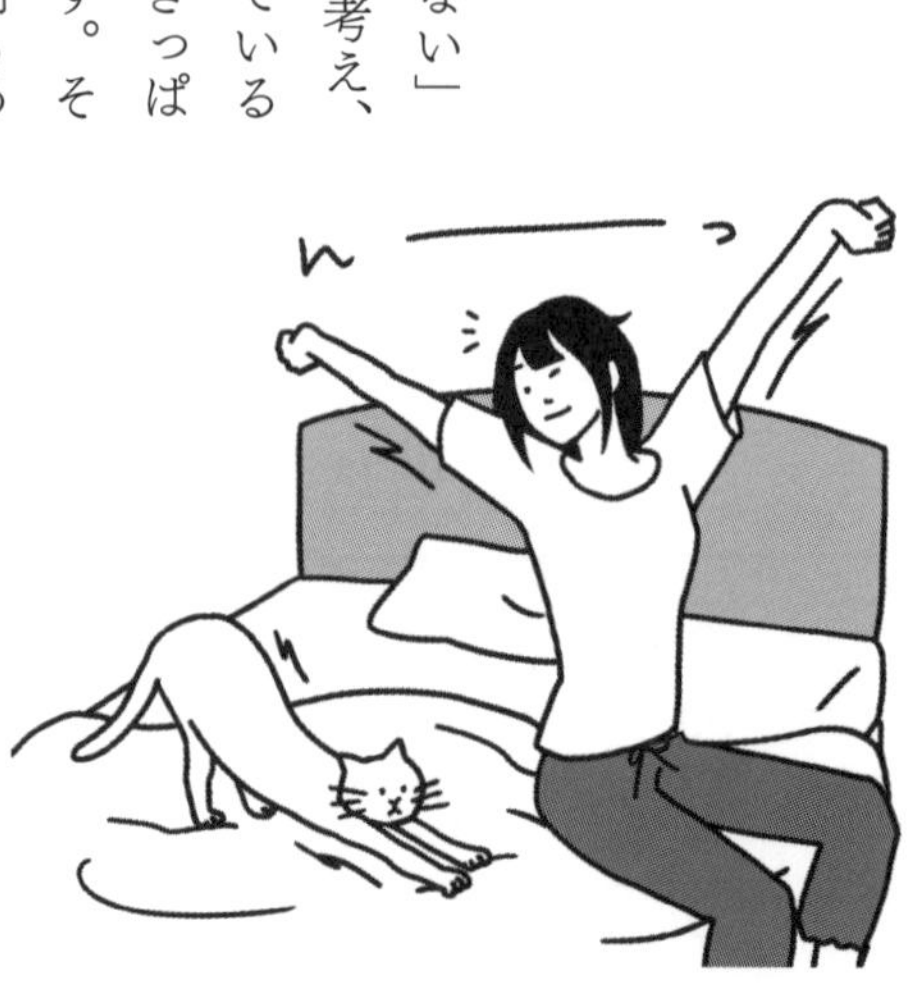

した考えが浮かぶことを、あまり否定的に捉えないでください。

また、「休日にやろうと思って残っている仕事を持ち帰っても、結局手をつけられずにそのまま……」と罪悪感を持つ人もいますが、これも気にしすぎないでいいことです。

持ち帰ったその仕事は、実は無理にやらなくてもいいものなのではないでしょうか。そもそも、その労働を上司は把握していますか？　期限が本当に差し迫ったものだったら、やらざるを得ませんから、実は「やらなくても何とかなる」と、無意識に判断しているのかもしれません。そこで「やろうと思ったのにできなかった」「頑張れなかった」と自分をダメに思う必要はまったくありません。

持ち帰ったのにやらなかったのは、あなたに余裕があり、「すぐやらなくても大丈夫」だと心のどこかでわかっているから。**焦りがあって持って帰ってきたけれど、その焦りに流されず、「やらない」という選択をした。**そんなあなたを、私はえらいと思います。最終的に間に合えば、それで問題ないのです。

「ちゃんと休めてすごいわ、自分」という軽いノリでいいですから、「自分を否定するのではなく、褒める」ことをモットーに、毎日をすごしてもらえたらと思います。

「会社がなくなればいいのに」となかば本気で願っている

会社に行きたくなかったり、仕事をするのがイヤになったとき、「会社が爆発すればいいのに」「社屋に隕石が落ちないかなぁ」なんて、ありえないのに会社の消滅を願う。または「通勤途中に地面がパカッと開いて落っこちたら、行かなくて済むのになあ」などと我が身の不幸ですら期待してしまう。

ストレス発散が目的の、あくまでただの妄想だと思いつつも、頻繁に、意外と本気で願っている部分があるとしたなら、それは心配です。

妄想の中身は人それぞれだと思いますが、つまるところ、「つらい環境がなくなればいい」という思いが生み出したもの。**とてもつらい状況におかれて、そこから逃げ出したい。そんな思いからくる逃避反応です。**

あなたは今、自分で考えている以上に追い込まれているのかもしれません。正常な反応ではなく、かなりギリギリの精神状態だとも考えられます。本当は心がまいっているのに、その疲れを無理に押し殺しているのではないでしょうか。

もちろん、現実には会社がいきなり吹っ飛んだり、会社めがけて隕石が落ちてくるなんてことはありませんし、そう都合良く地面に穴が開いたりもしません。ありえないそれを待つだけでは、いつまでもラクになれないでしょう。

現実離れした妄想が浮かぶのは、会社への不平・不満が溜まっていたり、思い通りにいかないことが続いて、心が疲れているサインです。まずは「自分は疲れている」と自覚し、自分をいたわることを考えてください。

あなたは今、ちゃんと眠れていますか。

会社に向かうときに胃が痛くなったり、動悸が激しくなったりしていませんか。

突然悲しくなったり、わけもなく涙が出てきたりはしていませんか。

もしかしたら、あなたの不調は、体のあちこちにもあらわれているかもしれません。

思い当たることがありましたら、3章の「体の危険サイン」も参考に、心と体の元気を取り戻してくださいね。

それでもどうしても呪いの妄想が消えない場合は、あなたの目の前から会社を消す方法、そう、会社を辞めるという選択を、真剣に考えてみてください。

うまくいっている人をみると「不幸になればいいのに」と思う

みんなでステップアップしていきたい、協力して頑張りたい。そういう気持ちもあるのに、同僚や部下が成果を上げていたり、上司に頼りにされていたりするのを見ると、おもしろくない気分になって「あいつに何か悪いことが起きればいいのに」と呪いたくなる。

疲れて余裕がなくなると、ネガティブモード全開になり、黒い感情が湧いてくることがあります。ギリギリまで追いつめられているせいだと考えられますが、私が気になるのは、**感情のベクトルが「相手を自分の土俵まで引きずり下ろしてやる」という方向に向かっていることです。**

自分がうまくいっていないから、周りの人も自分と同じところまで落ちてくれないと納得できない。その考えは、とても危険です。

とはいえ、「自分は大変な思いをしているのに、あいつはうまくやってずるい」、そう考えるのは心の疲れからくる防衛反応のひとつですし、その考え自体がいけないというわけではありません。思ってしまうのは仕方がないとして、**注意すべきは、その思いを行動に移してしまうことです。**

例えば、チームで取り組んでいる仕事が山場で忙しいときに、定時になったら何も言わずにすっと帰る、みんなが必死に意見を交わしているときに上の空になるなど、明らかに和を乱すような行動を取るようになると、少し異常な心の状態になっていると考えられます。

あなたは、本来は真面目で、自分勝手にふるまったり、人をおとしめたりするような人ではないはずです。

それなのに、人の足を引っ張るようなことをしたり、揚げ足取りにやっきになるなどの行動に出てしまうとしたら、**「あなたをそうしてしまった何か」を考え、それを解消していくための行動を起こすことが必要です。**

ここでもうひとつ、思いをめぐらせてほしいことがあります。

それは、あなたがうまくやっていると思っている人も、実はあなたが気づかないところで必死に踏ん張っていて、つらい思いをしているかもしれないということです。

しんどいときは、自分のことだけで精一杯です。視野が狭くなって、他人の考えや背景、陰の努力や苦労などにまで頭が回りません。そして、欲求不満が募るほど、「うまくやりやがって！」と憎らしさも募っていくものです。

最近、ＳＮＳなどで見ず知らずの人を過剰に叩く行為が増えています。特に芸能人のように華やかに見える人に対し、小さな火種を寄ってたかって叩きにいくという風潮が目立っています。芸能人などの不祥事が小気味よく、コメント欄やＳＮＳに書き込みをすることが、ある種楽しみのようになっているのだとしたら、それも危険な兆候、ストレスが相当溜まっている状況です。

ここで手を打たないと、心身を壊すだけでなく、対人関係をはじめ社会生活において、さまざまなトラブルが起こる可能性が高まります。

「自分も危ういところにいるかも」と感じたら、まずはＰ30で作った50個の「自分の好きなこと、好きなもののリスト」を利用してみてください。もちろん、1個だけでうまくいかないときは、2個、3個と重ねてもかまいません。自分の好きな、からあげを食べたり、大音量でロックをきいて、よく寝るなどしてみてください。

もう、それすらできる時間がないような多忙なときは、本当の限界です。「忙しい」とは、漢字のごとく〝心を失う〟状態であり、そのようなときは迷わず、精神科医や心理カウンセラーなどに相談してください。

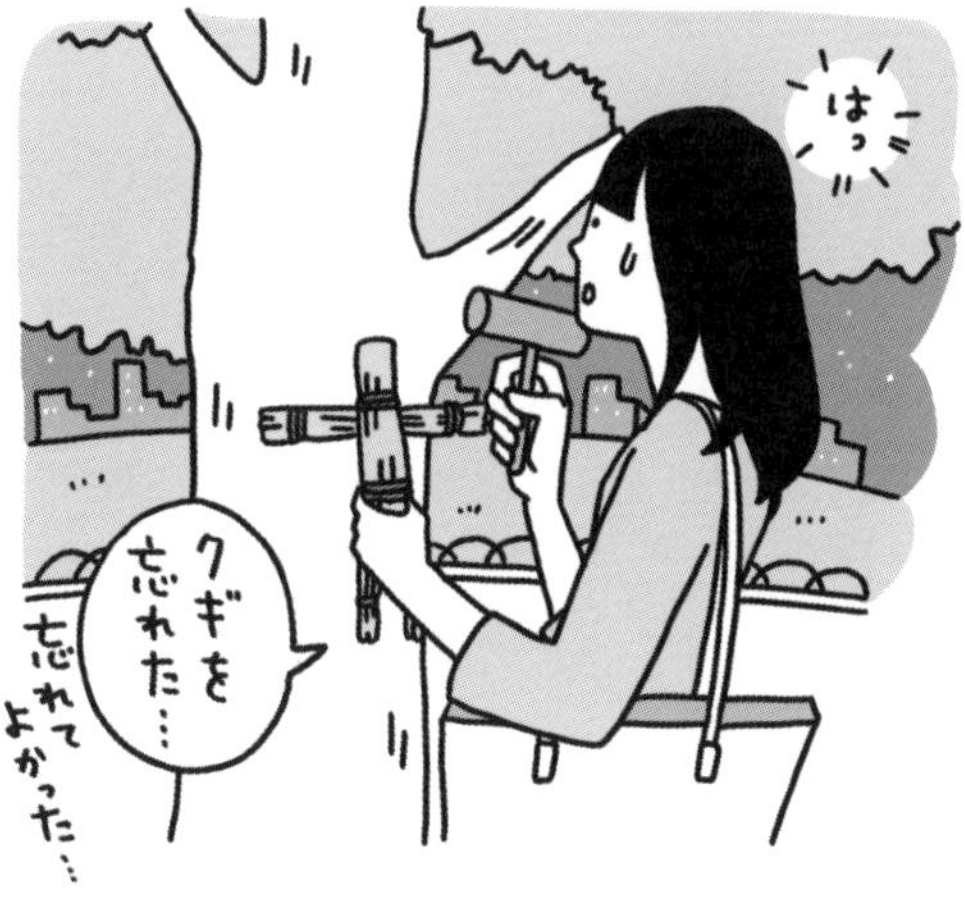

誰にも会いたくない・人に会わないようにすごしている

どうにか会社には行っているけれど、休みの日にまで人に会いたくない。本当は、家族や友人とすごしたり、お店の人などと言葉を交わす程度のこともきつい。

そのように「誰とも会いたくない」という気持ちが高まって、できるだけ人との交流を避けてすごしているのなら、あなたのことがとても心配です。

うつ病には、「人と会うことを避けたがる」というサインがあります。**心が不安定になると、自分の姿を他人に見せたくない、人にかまっている余裕なんてないという気持ちになり、実際に人に会うことが難しくなってくるのです。**

あなたがうつ病にかかっているかどうかをここで診断することはできませんが、心身のエネルギーがつきかけ、ギリギリの状態であることは確かです。

もちろん、「誰にも会いたくない」という気持ちになることがいけないわけではありません。絶対に、自分を否定したりはしないでくださいね。今は、あなたの心の訴えをそのまま素直に受け入れてあげてください。**「誰にも会いたくない」というときは、無理をせず、「誰とも会わないでいる」ことがいちばんです。**

人と会うことは、かなりのエネルギーがいる行為です。ギリギリのエネルギーでなんとかやっているところに、さらにエネルギーを使ってしまったら、翌朝、起きられなくなってしまうことだってあり得ます。

無理を続けてもいい結果にはなりません。残り少ないエネルギーを温存し、失った分のエネルギーを充電するために、心と体をしっかり休めてほしいと思います。

リモートワークが可能でしたら、在宅での仕事に切り替えてもらうといいですね。**会社の人と会うことがなくなるだけで、エネルギーを取り戻していけると思います。**それが難しいなら、思い切って休職する、もしくは離職することを検討し、ゆっくり休める環境を整えてください。

そして、適切な診断を受けるためにも、できるだけ早いうちに、病院で診てもらってください。誰にも会いたくないという気持ちでしょうが、医者は別。病院に行ければ、光は見えるはずです。

ふと「死にたい」と思う・死ぬ方法をいろいろと考えてしまう

最初に、あなたにお伝えします。ふと、死にたいと思う。もう死にたいと思う。本当は死にたくはないけれど、死んでもいいと思う。その気持ちを無理に抑える必要はありません。そんな思いが頭をよぎったら、振り払おうとせずに、そのままにしておく。そうして、**ただ時間が流れていくのを待ってください。**

そのような思いが頭をよぎることは、誰にでもあることです。毎日を生きていれば、思い通りに行かない日や失敗を繰り返してしまうこともあります。「死にたい」と思うことは、ごく当たり前のことなのです。

心配なのは、死ぬ場所やその方法まで頭に浮かんでいる場合です。

漠然と「死にたい」と思うのではなく、死ぬための具体的なことを考えてしまう、それが心配です。しんどいときには視野が狭くなり、「つらいことを終わらせるにはそれ（死）しかない」という思いにとらわれてしまいます。でも、仕事を辞める、休息を取る、病院に行く、サポートを受ける――本当は、あなたをラクにする選択肢はたくさんあるのです。今すぐ、あなたを悩ませる問題を消し去ることは難しいのかもしれませんが、**「ラクになれる方法はほかにある」**ことを忘れず、瞬間的に浮かんだ気持ちに惑わされないでいてほしいと思います。

もしも、つらい思いの原因がはっきりしているのなら、それを取り除くのがいちばんです。原因が会社や仕事なら、迷わず休職や退職を。つらい原因から離れることが大事です。

人生はおもしろいもので、ふとした瞬間に、楽しいと思える出来事に出会えます。あなたもこれまでの人生で経験済みでしょう。ふと、喜びはやってくるものなのです。「この先、どこで楽しいことに出会うのかな」とのんびり、心待ちにしながら、一瞬一瞬を大切にすごしてもらえたらと思います。

あなたは、今、とてもつらい思いでいるのです。会社はもう、辞めてしまってかまいません。あなたの人生は、あなたのものです。あなた自身より大切なものなんて、どこにもありません。

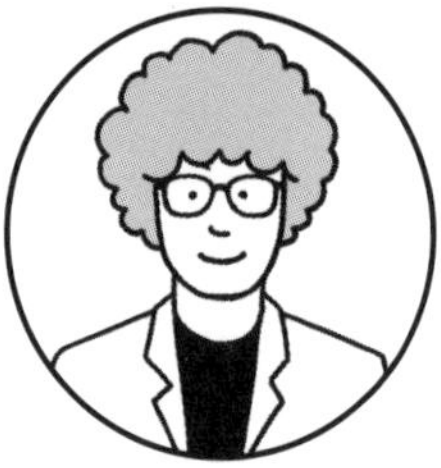

怒られるのは誰だってイヤなもの。
わたしもめっちゃイヤです。

3章

「体の危険サインだ」と思ったときの対処法

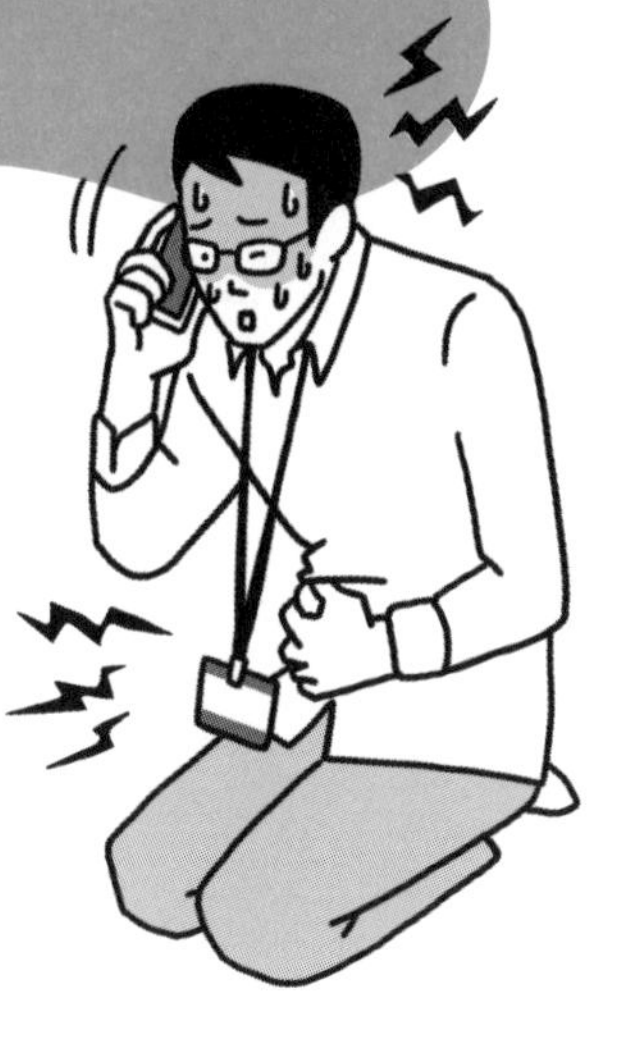

自分でも信じられないような
ミスばかりしてしまう

仕事でまったくミスをしないという人はいませんし、ときにはケアレスミスが続いてしまうことだってあります。けれど、自分でも信じられないような失敗をして、それを挽回しようと頑張っても、さらにあり得ないミスをしてしまう。ちゃんとやらなくちゃと焦るほど、どんどんミスが増えていく――。

そんな、自分でも信じられないようなミスを繰り返してしまうときは、完全に頭が回っていない状態に陥っています。

まずは、過去2週間ぐらい「夜、きちんと眠れているかどうか」を振り返ってみてください。 きっと、睡眠時間が確保できていなかったり、なかなか寝つけない、眠りが浅いなど、どこかがうまくいっていないはずです。詳しくはP75「眠れないときの4つの対処法」を参考にしていただければと思いますが、まずは何より、その睡眠不足を解消することが大事です。頭を休ませてあげてください。

また、ミスが続いてしまう理由としてもうひとつ考えられるのが、**やっている仕事の内容が、そもそも、あなたが苦手なことかもしれないということです。**

会社では、自分の専門知識や得意なことを十分に発揮できない部署に配属となることがありますし、それほど規模が大きくない会社では、「ずっと経理をやってきたのに、なぜか営業事務までやらされて、毎日営業資料を作らされている」なんてこともよく起こります。もともとしっくりきていないので、完璧にこなすというのは難しい。

それなのにミスを指摘されたらますます萎縮してしまい、それが新たなミスへとつながっていく――。失敗ループの始まりが、「もともと向いてないからだ」ということに気づいていないことも、よくあることなのです。

「自分が得意なこと」というのは、とても重要なポイントだと私は思っています。

仕事のモチベーションは、自分の得意なことをして、上司やお客さんなどから「ありがとう」と感謝されることで保たれているところがあります。それがなければやる気はそがれ、ミスもなかなか減らないでしょう。あなたも一度、自分の立ち位置を見直してみてください。「合っていない」と気づいたら、会社に打診する、転職を考えるなどして、あなたがのびのび働ける環境を目指してほしいと思います。

家に帰るとぐったり座り込む・最低限の家事しかできない

オンとオフの切り替えは大事です。でも「家に帰るとぐったり座り込んで、やっとの思いでシャワーを浴びて寝るだけ」「オフタイムを楽しもうにも、最低限の家事を済ませることでいっぱいいっぱい」という状態なら、無理にオフタイムを充実させずともOKです。

こうした人たちは、「ヘトヘト＝労働過多」がデフォルトになっていると考えられます。「自分のエネルギー消費と回復バランスを振り返り、消費が回復を上回らないようにコントロールしましょう」というのが一般的なアドバイスですが、すでに自由にできる時間全てを回復のために使い切っているなら、ほかの解決策を探しましょう。一刻も早く、その状態を脱出することが先決です。

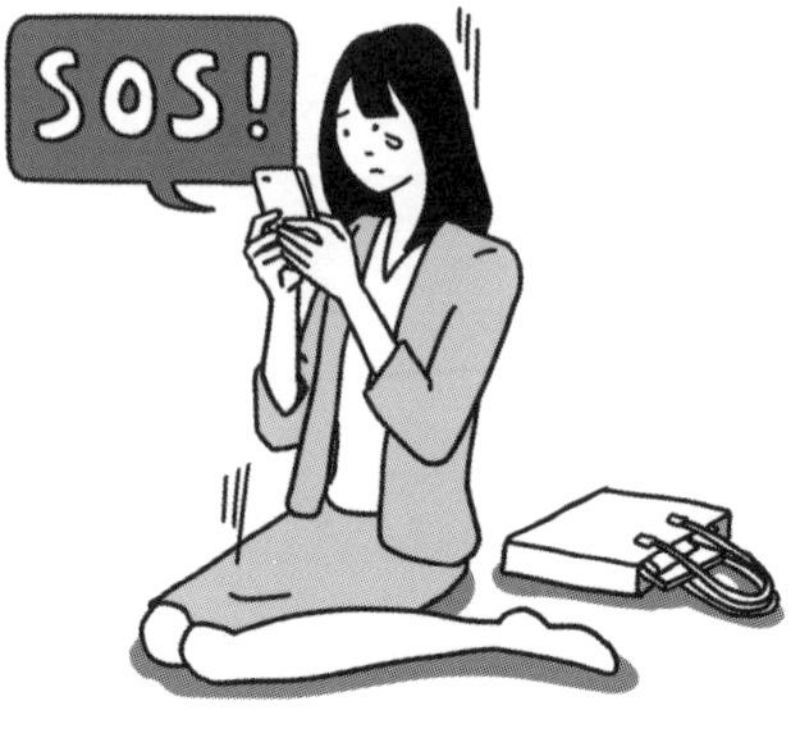

まずは会社の親しい先輩や同僚に、今の状況を率直に話してみることをおすすめし

ます。そういう相手がいないときは、これまでに「話しやすいな」「気持ちをわかってくれそうだ」と感じたことのある人を選んで、話をしてみてください。

もしも面と向かって切り出しにくいなら、メールで「今こんなことで困っています」と相談してみましょう。

こうした行動は、会社や職場の真価を見極めるための試金石にもなります。仕事上の悩みを抱えている同僚にSOSを送られて、むげに断るような人たちばかりだとしたら、この先も信頼関係を結ぶのは難しいと思われます。「仕事量を見直そう」「分担できる業務はないかな」というように解決策を一緒に考えてくれない会社であれば、こちらからさっさと見切りをつけたほうがいいのではないでしょうか。

「相談なんかして弱さを見せるぐらいなら、黙って我慢するほうがマシ」と考える人もいますが、弱さを見せるのは、決して恥ずかしいことではありません。**むしろ、弱点や欠点を知られても揺るがない心を持つことが、ラフに自分らしく人生を楽しむコツなのです。**

眠れない・何度も目が覚める・寝てもスッキリしない・朝起きられない

仕事のことで心や体が疲れている人に、最初にチェックしてもらいたい体のサインが「睡眠の質と量」です。あなたは最近5日間、途中で目覚めることなく、7時間30分以上の睡眠をとれていますか？

ひと言で「不眠」といっても、症状のあらわれ方には4つのパターンがあります。

入眠障害　「早く寝なきゃ」と布団に入っても、なかなか寝つけない。

中途覚醒　眠りが浅く、トイレへ行きたいわけでもないのに途中で何度も目が覚める。目が覚めるともう一度、寝入るまでに時間がかかる。

早朝覚醒　起きようと思っていた時間より2時間以上も前に目が覚めてしまう。

熟眠障害　よく寝たはずなのに、朝になって起きてもスッキリしない。疲れが残っている。「起きなきゃ」と思うのに、なかなか起きられない。

あなたはどれに当てはまるでしょうか。医師に相談する際（医師が）処方などの判断をしやすいので、症状のあらわれ方を確認しましょう。また、誤解をしている人も多いようですが、病気としての「不眠症」と、よく眠れないという意味の「不眠」は、必ずしもイコールではありません。

例えば大きなプレゼンや受かりたい昇進試験の前日に、緊張で眠れなくなるようなことは誰でもあります。子どもの頃の遠足前日と同じです。それが2〜3日続くようなら「一過性不眠」と呼ばれる状態ですが、これも病気とはいえないので心配はいりません。

一方、**眠れない日々が1〜3週間ずっと続いたら「短期不眠」となります。**ここまでくると、治療が必要な段階に入ります。何か慢性的なストレスを抱えているなど、特別な原因があると考えられるからです。そして**不眠が1ヵ月以上続き、日中に精神的・肉体的な不調がある場合「不眠症」という病名が使われるようになります。**

不眠に陥ると意欲や集中力が低下したり、倦怠感や食欲不振に悩まされたりします。そのため日中に会社で働こうとしてもうまく頭が働かず、業務に支障をきたすケースが少なくありません。

さらに苦しいのは「不眠ループ」が始まることです。眠れなかったり、睡眠の質が悪くて疲れがとれなかったりすると「今日はちゃんと眠れるかな」「これ以上、眠れない日が続いたらどうしよう？」と不安な気持ちが募ります。そのせいで「今夜こそちゃんと寝なければ！」と強迫観念が生まれ、焦れば焦るほど目が冴えて、さらに不眠がひどくなるという悪循環に陥るのです。眠れないことへの恐怖感で「夜になるのが怖い」という人もいます。

不眠になる原因は、いくつか考えられます。睡眠《すいみん》時《じ》無《む》呼《こ》吸《きゅう》症《しょう》候《こう》群《ぐん》のように息苦しさや発作のせいで目が覚めてしまう場合もありますが、急に眠れない日が続くようになる場合はやはりストレスや不安、緊張感、生活リズムの乱れ、うつ病のような心の病気が関係していることが多いようです。

そのため眠りに関して問題を抱えたときは、心療内科や精神科で専門の治療を受けるのが一般的です。

問診で眠れない理由を診断し、その原因が解消されるように日常生活を見直します。それでも改善しないなら、薬に頼ることも悪くありません。心理療法と薬物療法の合わせ技で睡眠の改善を目指します。

よく「睡眠薬はクセになりそうで怖い」という人がいますが、医師の指導に従って服用する限り、そのような心配は必要ありません。

それに悩みや心配事がどうしても頭から離れないようなとき、睡眠薬で脳を強制的にシャットダウンさせてしまうのは一石二鳥です。

もしも睡眠薬の服用以外で不眠を解消したいなら、まずは次の「眠れないときの4つの対処法」を試してみましょう。

①湯船にゆっくり浸かる入浴や筋肉の緊張を緩めるストレッチ運動などで、副交感神経を優位にして寝る前の心身をリラックスさせる
②就寝2時間前にはスマートフォンやパソコンの電源をオフにして、強い光や情報の刺激を遠ざける
③夕方以降はカフェインが含まれるコーヒーや紅茶などを飲まない
④朝起きたら太陽光を浴びて体内時計をリセットし、約15時間後に自然な眠気が生まれるようメラトニンの分泌を促すようにする

とはいえ最良の治療法は、ストレスフルな毎日から抜け出すことです。医師に相談することをためらわないで、できるだけ早く安眠を取り戻してください。

会社に近づくだけでドキドキと動悸がする

「会社が近づくと胸がドキドキして苦しくなります。自分の動悸が激しくなっているのがわかるんです」そう訴える患者さんはたくさんいます。「動悸はしないが、暑くもないのに冷や汗や脂汗が出てくる」という人たちもいます。

それはアドレナリンが体を駆け巡っている証拠です。アドレナリンは、交感神経が活発化したときに分泌される神経伝達物質。張り切っているとき、興奮しているとき、イラッとしたとき、恐怖におびえているときなどに分泌が多くなります。

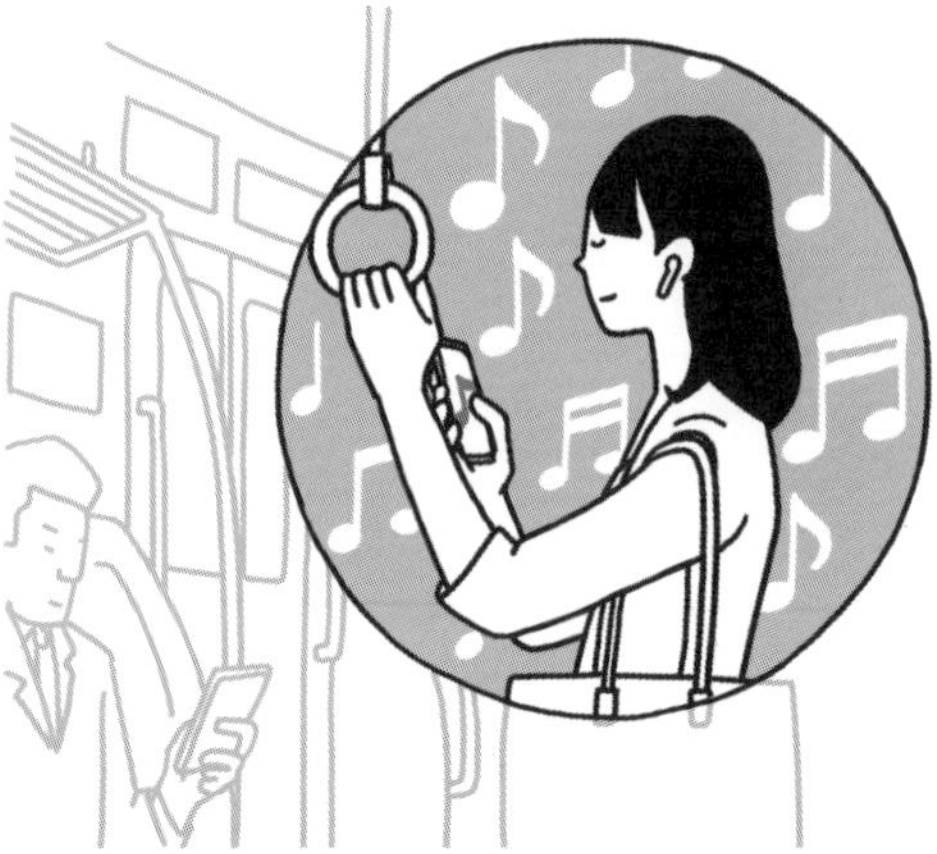

出社時に動悸を自覚するほどアドレナリンが分泌されるとしたら、それは「張り切っている」というよりも、いら立ちや恐怖や圧迫感など、ネガティブな感情に影響

を受けていると考えたほうが自然でしょう。

これは、危険サインの中でも深刻度が高めの症状です。もしかすると「不安障害」の症状のひとつかもしれません。会社があなたに恐怖やストレスを与えているのであれば、そのような反応が起こるのは当然のことです。

おすすめの対処法は、会社に到着したあとのあなたがどのような状態になるかによって異なります。

「社内でも動悸がひどい」と感じる人は、早めに病院へ行って治療を受けましょう。休職や配置転換なども視野に入れて、体と心の健康を考えたほうがいい時期ですね。休職や退職して会社から物理的に距離をおくことができれば、すぐに動悸や冷や汗などの症状がなくなる人もいます。

「会社に到着するとドキドキがおさまる」という場合は、できるだけ刺激を避け、リラックスした環境で通勤するように心がけましょう。少し早めに家を出て、空いている電車で眠ったり、音楽を聴いたりしながら通勤するのがおすすめです。歌詞に共感できる曲を聴いてその内容に集中すると、一時的にでも「これから、あの会社へ行くんだ……」というプレッシャーからも自由になれるかもしれませんよ。

耳鳴りがする・耳が聞こえにくくなった

耳鳴りがするようになったり、急に耳が聞こえにくくなったりする耳鼻科系の危険サインもあります。

「難聴《なんちょう》」と聞くと高齢者に多い病気のように思うでしょうが、「急性低音障害型音感《きゅうせいていおんしょうがいがたおんかん》難聴《なんちょう》」は若い世代でも発症する可能性の高い難聴です。

症状としては「ゴーッ」「ボー」という感じの低い音の耳鳴りが聞こえ、それに伴って主に低音が聞こえにくくなります。耳の中に、飛行機の離着陸時に気圧の変化で起きるような圧迫感を覚えることもあります。そのせいで**「ずっと耳がつまっているようで、気になって仕事に集中できない」**と訴える患者さんがいました。

特に20〜40歳代の女性に発症例が多く、詳しいメカニズムがわかっていないので過労や睡眠不足、ストレスなどとの因果関係は断言できませんが、少なくともそれらが引き金となって発症すると考えられています。一度完治しても、疲労やストレスが蓄積すると、再び症状が起こりやすいのが特徴です。

また、「突発性難聴」は、40〜60歳代の働き盛りの世代がかかりやすい難聴で、国内では年間3〜4万人が発症しているといわれます。

こちらは**ある日突然、耳の聞こえが悪くなり、耳鳴りのほか、めまいや吐き気を伴う場合もあります。**音を感知して脳に伝える細胞が損傷することによっておきますが、損傷の原因は血管の血流障害とも、なんらかのウイルスの侵入ともいわれます。そして過労・ストレス・睡眠不足・糖尿病の傾向などがあると、発症の確率が高まることがわかっています。

難聴まで至らなくとも、耳鳴りが強くなったり、めまいが起きやすくなったりするケースは数多くあります。精神的なダメージが蓄積しているときは、体の感覚が過敏になりやすいのです。そのような症状のある人は耳鼻科の受診と並行して、心療内科や精神科で治療を受けることが望ましいでしょう。

そうした患者さんに出会うと私は**「耳と脳が『働きすぎだからこれ以上、情報をつめ込んじゃいけないよ』とSOSを出しているんです」**と伝えています。焦らないで、まずは自分の体の声に耳を傾けてみてください。

お酒を飲んでも酔わない・ついつい飲みすぎる

「いつのまにかアルコール量が増えたな」と思ったら、要注意です。よくいわれるように飲酒は適量ならまったく問題ありません。飲んで楽しい気分になって「よし！　明日からまた頑張れる」とリフレッシュできるのが、お酒の正しい楽しみ方です。

一方で、日常的に多忙や過労になっている人は、心の危険サインをスルーするためにアルコールに頼る傾向があります。

しかし、どんなに飲んでも酔わない・酔いにくくなったというときは、お酒のリラックス効果を上回るほどの不安感にさいなまれている可能性があります。

ネガティブな気持ちの中でも、「不安」はとても強い力を持っています。酔いによ

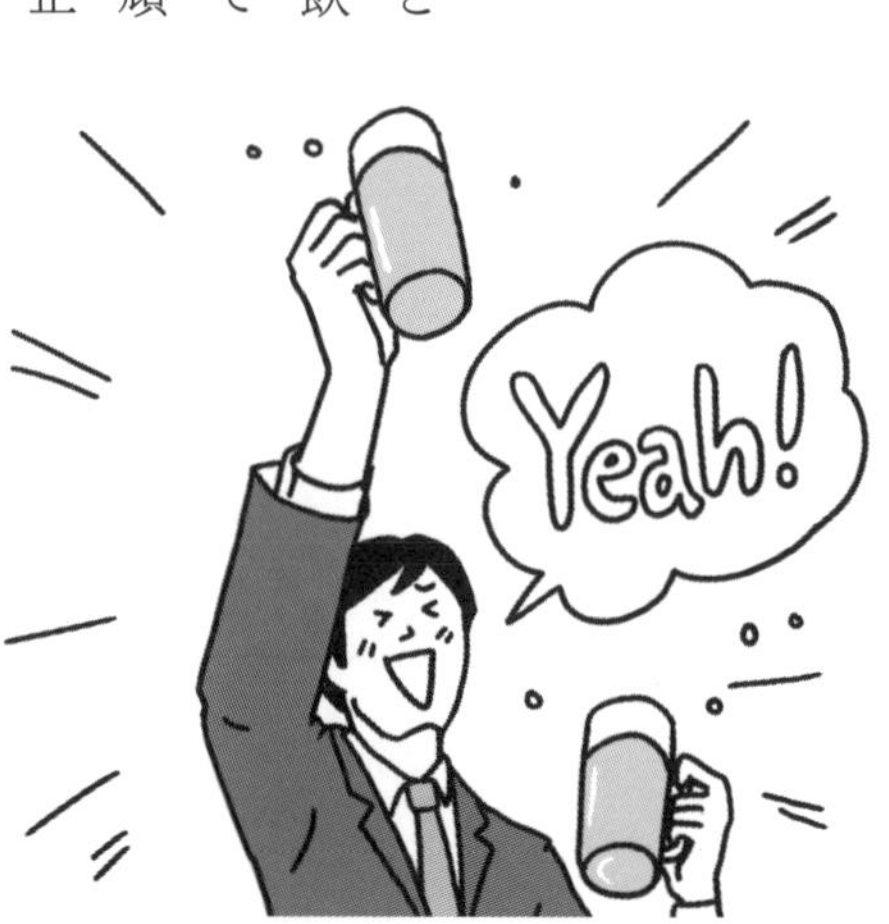

る「楽しさ」や「多幸感」など、簡単に吹き飛ばしてしまうレベルなのです。

こうなってくると、お酒の摂取量が多くなり、自分でも信じられないほどの量を飲んでいるということもあります。

また眠るためにお酒を飲む人は、質のよい睡眠がとれているかどうか振り返ってみましょう。アルコールには利尿作用もありますから、飲みすぎると睡眠の途中でトイレに起きる回数が増えたりします。途切れがちな睡眠のせいで熟睡時間が短くなり、朝になっても疲れがとれていない可能性大です。

このままアルコール依存症に向かってしまわないかという心配もあります。**「飲まないと眠れない」とか「飲まないと不安が抑えきれない」、あるいは「動悸を鎮めるためには飲むしかない」などと感じるようなら精神科や心療内科に相談しましょう。**

「私ってアルコール依存症？」と不安を感じる人は、ネット上で「AUDIT《オーディット》（The Alcohol Use Disorders Identification Test）」を探してください。WHO（世界保健機関）の調査研究により作成された、アルコール依存症かどうかがわかるスクリーニングテストです。精神科でもよく使われます。

なんでもないときに勝手に涙が出てきて、いつまでも止まらない

「つらいとか、悲しいとかじゃないんです。自分のデスクにいたら、勝手に涙が出てきて、いつまでも止まらない。会社を辞めて転職したあとは、そんなこと一度もなくなりました。あれは、どういう涙だったのでしょうか？」

ある会社のカウンセリング室で、30歳代女性の社員さんからそう聞かれました。

あまり知られていませんが、これは、**強烈なストレスを受けた状態が長く続くと起こる症状です。**精神的に不安定になり、心の防衛本能が働いた結果と考えられます。

涙を流すことには、主に3つの意味があります。

まず、**心のモヤモヤを浄化させる「カタルシス効果」。**喜怒哀楽や不安、悩みなどを涙と一緒に洗い流し、泣きやむ頃には気分がスッキリするという効果です。

次に**「副交感神経が優位になる」。**自律神経は交感神経と副交感神経の2種類に分かれます。交感神経は簡単にいうと、頑張るときに働く「アクセル」のような神経。

副交感神経は反対に、リラックスするときに働く「ブレーキ」のような神経です。涙を流すときは副交感神経が優位になるため、心身の緊張が解けて、リラックスモードに入ることができます。

最後に**「周囲のサポートを呼び込む」**。涙には周りの人の注意を引きつけ、「何かあったのかな？」「大丈夫かな」と助けたい気持ちにさせる力があります。

泣くのはいけないことではありませんし、むしろおおいに推奨したいぐらいですが、泣きたくもないのに涙が出るという状況は、とてもつらいと思います。感情をコントロールできていないように見られるのもイヤですしね。

「悲しいときや苦しいときって『自覚すると余計につらそうだから、何も感じていないことにしよう』と心にフタをすることがあります。でも、そのうちキャパがいっぱいいっぱいになって、逆にちょっとした非難や優しさに触れただけでも過敏に反応してしまう。体が『リラックスが必要だ、涙を流して浄化しよう』と働いたんだと思います。ストレスフルな毎日が続いて、心も体も限界に達していたんでしょうね」

私はそう答えました。心や体はときとして、あなた自身が意識しないところであなたを助けようとしているのです。

持病と間違えやすい、痛み・炎症・下痢・だるさ

心や体の危険サインに気づいていないとき、最初に異変を感じ、医療機関へ行くきっかけになるのが、頭痛や胃痛、腹痛などの「痛み系サイン」です。**痛みであなたの注意を引き、脳が「ストレスに気づいてほしい」とSOSを発信しているのです。**

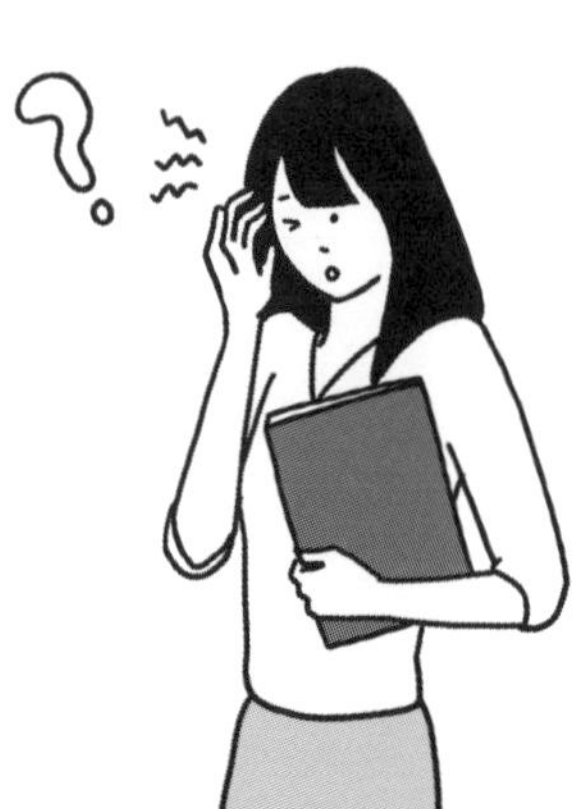

最初は危険サインとは受けとめず、内科を受診する人が大半です。痛み止めや治療薬をもらって飲むけれど、一向に完治へ向かわず、医師に「疲れやストレスは溜まっていませんか？」と尋ねられる。そのときになってようやく気づくこともあります。

内科さえ行かずに、自分で「もともと頭痛持ちだし」「胃痛には慣れっこだよ」「いつもの薬を飲めば治まるから大丈夫」と決めてかかってしまう人も少なくありません。

持病と危険サインの見分けは難しいものです。毎日のハードワークで寝る間も惜しいようなときは、病院へ行く時間をつくることさえままならないでしょう。症状を頻繁に繰り返すなら「本当に、持病?」と疑い、思い切って早退や有給休暇を使ってでも病院へ行ったほうが、トンネルを早く抜け出せる可能性が高くなります。何より、痛みの原因がわからない疑心暗鬼の状態は、さらに不安やストレスの種を増やすばかりです。

体に起こりやすい危険サインとしては、痛み系のほかに、**微熱やかゆみや皮膚炎などの「炎症」、お腹をこわすことによって起きる「下痢」、体を重く感じるような「だるさ」**などが挙げられます。

これらも持病と間違えるケースが多いと思いますが、簡単な発症記録をつけておくと見分ける手がかりになります。スマートフォンのカレンダーなどに印を入れ、忙しかった時期やストレスが溜まった時期と因果関係がないか、チェックするのです。**ストレスや過労、睡眠不足は、ストレス性胃炎のようにそれ自体が原因になることもあれば、病気を悪化させる一因子になることもあります。**「このくらい気力で切り抜けられる!」と自分に我慢を強いることなく、自分の体と向き合いましょう。

生理が何ヵ月も来ない・髪の毛が抜ける・肌が荒れる

あなたが女性なら「ストレスは、生理不順（月経不順）の原因になりやすい」ということはご存じかもしれません。ストレスのせいで生理（月経）が遅れたり、何ヵ月も来なかったりしたことのある人は、身近にも何人かいるのではないでしょうか。なぜストレスが生理不順の原因になりやすいかというと、生理の周期が脳にコントロールされているからです。

生理の周期には「エストロゲン」と「プロゲステロン」という2種類の女性ホルモンが関わっていて、それらの分泌は脳の指令によって行われます。しかし**過度なストレスを感じると、脳はストレスホルモンとも呼ばれる「ＣＲＨ（副腎《ふくじん》皮質《ひしつ》刺激《しげき》ホルモン放出ホルモン）」の分泌を促進し、ストレスに対応することで忙しくなります。**そのため脳が指令を送るリズムに乱れが生じ、それがエストロゲンやプロゲステロンの産生の乱れとなり、最終的に生理不順という結果を招いてしまうのです。

それまで定期的にあった生理が1週間以上ずれる人や、なかには半年も生理がないのに、黙って我慢している人もいます。私のような医療関係者になら話せても、「男性の上司には話しにくい」「話しても、きっと理解してくれません」といった事情も関係しているようです。

たしかに、上司が男性の場合は、〝事態の深刻さ〟までは汲み取ってくれないかもしれません。そのようなときは、**婦人科への受診で診断書を書いてもらい、周囲にどれほどストレスを抱えてつらい状況なのかを伝えるのもひとつの方法です。**

生理に関すること以外にも、女性には「肌荒れや吹き出物がひどい」「髪が大量に抜ける」といった悩みが多く、これらも体に生じる危険サインの一種といえます。

外見に出やすいものであれば、自分から説明を口にしなくても周りからも気づかれやすいでしょうが、逆に「女性に外見のことを指摘しては失礼だ」という配慮が働き、あえて触れずに済まされてしまうことも少なくありません。

他人にはささいなことに見えても、本人にとっては重大。不安やイライラ、自信喪失などを招いて、仕事に対するつらい気持ちがさらにふくらむ場合があります。男性といえども上司は上司ですから、そういうことを含めて理解してほしいところです。

重い風邪をひきやすくなった・風邪がなかなか治らない

「以前は風邪をひくとしても、市販薬を飲めば治ってしまうぐらいの風邪だったんです。でも最近はすごく熱が出るから、会社を休まざるを得なくて」

「風邪をひく頻度が、年1回から月1回になりました。『体が弱いね』と言われます」

「重くはないけど、治りにくい風邪です。ずっと咳や頭痛が続きます」

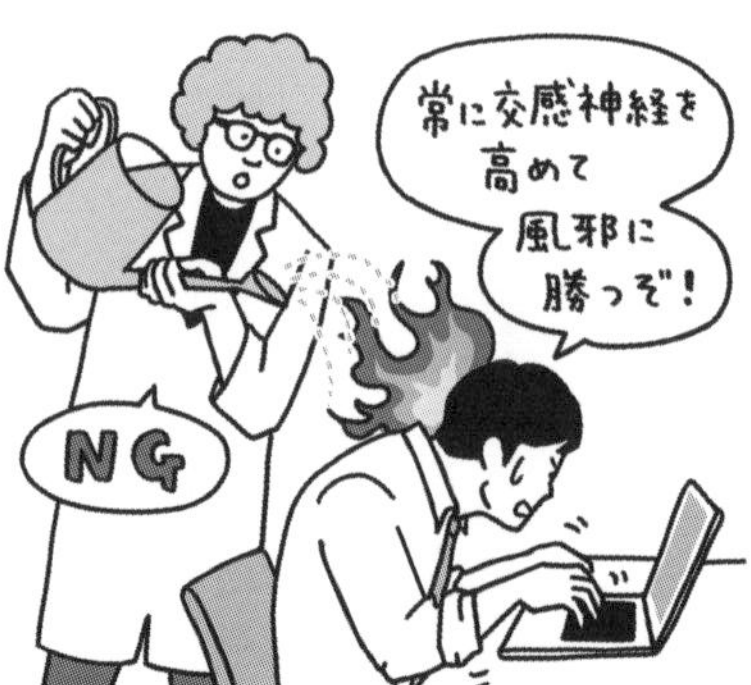

風邪の症状は人それぞれですが、「たかが風邪」とあなどってはいけません。

風邪は、ストレスや睡眠不足などで免疫力が低下したときにかかりやすくなります。

免疫力とは、ウイルスが体内に入ってこないように防御し、また、もしも入ってしまったときは体を守るためにウイルスを攻撃してくれる力です。

免疫力が低下すると、ウイルスが皮膚や粘膜などのバリアを破って体内に侵入しやすくなります。それを攻撃する力も弱まっているため撃退までの時間も長くなります。
こうして攻防戦を繰り広げている間、体の各部位では腫れや痛み、発熱などの「炎症」が起こります。風邪もこの炎症のひとつです。

なかには**「ハードワークが終わり、ホッとしたときに限って風邪をひく」**という人もいます。「頑張らなきゃ！」と交感神経が優位になっているときはウイルスの活動を抑えられるので、低下した免疫力でもウイルスにギリギリ勝てるときがあります。
しかしハードワークが終わって気をゆるめると、副交感神経が優位になって体はリラックスします。そこへウイルスが攻撃をしかけてきて風邪をひくのです。

免疫力を高めるコツは、次の3つです。

①質のよい睡眠を十分にとること
②良質のタンパク質、抗酸化作用の高いビタミンA・C・E、腸内環境を整える発酵食品や食物繊維などの多い食事にすること
③適度に遊んで精神的ストレスを減らすこと

毎日の生活に取り入れてみてください。

すぐに微熱が出る・微熱のしんどさを周囲に理解してもらえない

前項の「風邪」より、さらに見逃されやすいのが「微熱」の危険サインです。「油断するとすぐに微熱が出る」「だるくてしんどいのに周りに『微熱でしょう？』とスルーされてしまう」「平熱が35・5度だから36・8度でも私にとってはけっこうしんどい。理解してもらうのに時間がかかった」という場合もあります。

一般的に、微熱とは37・5度までの発熱を指します。体温がいつもより高い分、体はいつもよりたくさんのエネルギーを消耗します。ですから体が疲れやすく、**「しんどい」「体力を使った」と感じるのは当然のことです。倦怠《けんたい》感（だるさ）や寒気、発汗などが一緒に起きる場合もあります。**

微熱は風邪をはじめ、肺炎、甲状腺《こうじょうせん》機《き》能亢進症《のうこうしんしょう》、気管支炎、リウマチなどさまざまな病気の初期症状としてあらわれます。そのため微熱の状態が長く続くと、内科を受診して原因を探す人は多いのですが、もうひとつの可能性として「心因性発熱」があることはあまり知られていません。

心因性発熱には、37・5度近くの微熱が1週間以上続く種類と、緊張が高まったとき急に40度近くの熱が出る種類とがあります。

心因性発熱の原因は、ストレスそのものです。何に対して、どのくらいのストレスを感じるかは人によって差がありますので、治療は心療内科や精神科でカウンセリングを行い、その人のストレスの原因を見極めながら進めていきます。

なお心因性発熱は、細菌やウイルスに感染して起きる風邪とは、発熱に至るまでのメカニズムがまったく異なります。風邪のときに飲むような一般的な解熱鎮痛剤では完治はしませんので気をつけてください。

1ヵ月以上も微熱が続き、内科、整形外科、耳鼻咽喉科、脳外科と回り、最後に私のところへ来て「原因がわかっただけでホッとしました」と話す患者さんもいました。原因がわからない不安は、さらにストレスを強めてしまいます。

ストレスで熱が出る「心因性発熱」があることだけでも、覚えておいてほしいと思います。

体調を取り戻すために有給休暇を使い切り、それでもつらくて欠勤が増えてしまう

ここまで読んで、心当たりのある危険サインがいっぱい出てきた人に質問です。
あなたは「会社は欠勤してはいけないもの」「ギリギリ許されるのは、有給休暇を使い切るまで」と思っていないでしょうか。

欠勤とは、ただ休んだ日が無給になるというだけで、法律違反でもなんでもありません。欠勤になるほど体を休めなくてはいけない日が多くなるのは、確かに危険サインです。しかし、欠勤を恐れて無理に働くほうがもっと危ないのです。

「ほかの人たちがほとんど休まない職場だから、休むと悪目立ちをしてしまって働きにくくなる」
「人事担当の力が強くて、休みや遅刻が多いとすぐ目をつけられる」
「有給以外で欠勤したら給料が全額出なくなって、一人暮らしの生活が今よりもっと苦しくなってしまう」

どれも「それじゃあ休みにくいですよね」と言いたくなる理由です。
けれど、このまま頑張り続けたら、体も心もボロボロになってしまうことは目に見えています。今の状況を俯瞰するために、会社や仕事を「つらい」と感じるようになってからの、自分の出勤状況を確かめてみましょう。**チェックポイントは「変化に傾向があるか、ないか」です。**

過労の人に多いパターンは、月1～2回ほど、体を休めるための有給休暇をとるようになることから始まります。気がつくとそれを使い切る、でも給料が減ると困るので、しばらくは欠勤なしでなんとか我慢します。その後いよいよ無理がきかなくなって欠勤1日、週末に寝込んでそのまま月曜・火曜に2日連続など、日数が増えてくる。病院へ行くための遅刻や早退が、いつのまにか増えている可能性もあります。

今日まで欠勤や早退や遅刻が〝増加する一方〟の人は、このストレスフルな環境をいかに変えるか、自分がいかに脱出するかを考えてみる時期です。**例えば欠勤で収入が減るくらいなら、早めに休んで傷病手当金をもらうという方法もあります。**

私は「有給がなくなったら終わり」ではなく、反対に「有給がなくなったときが次を考えるスタート地点」と思っています。

大いに活用してほしい診断書の交渉力！

頭痛や胃痛や腹痛、風邪、耳鳴りや難聴、生理不順などの危険サインが体にあらわれた場合は、それぞれ専門科の医療機関へ行って治療を受けることになると思います。

もし会社に対して「仕事量を減らしてほしい」「休みをとらせてほしい」「部署を異動したい」「担当する職種を変えてほしい」など要望したいことがあれば、受診した医師に診断書の作成を頼んで〝病院からのお手紙〟として会社に提出しましょう。

その際、診断書にストレスや過労との因果関係、今後の労働環境についての提案などにも触れてもらうといいでしょう。例えば「疲労が溜まって体力が低下しているため、○週間の自宅療養をとることが必要である」「睡眠不足や強い精神的負荷が続

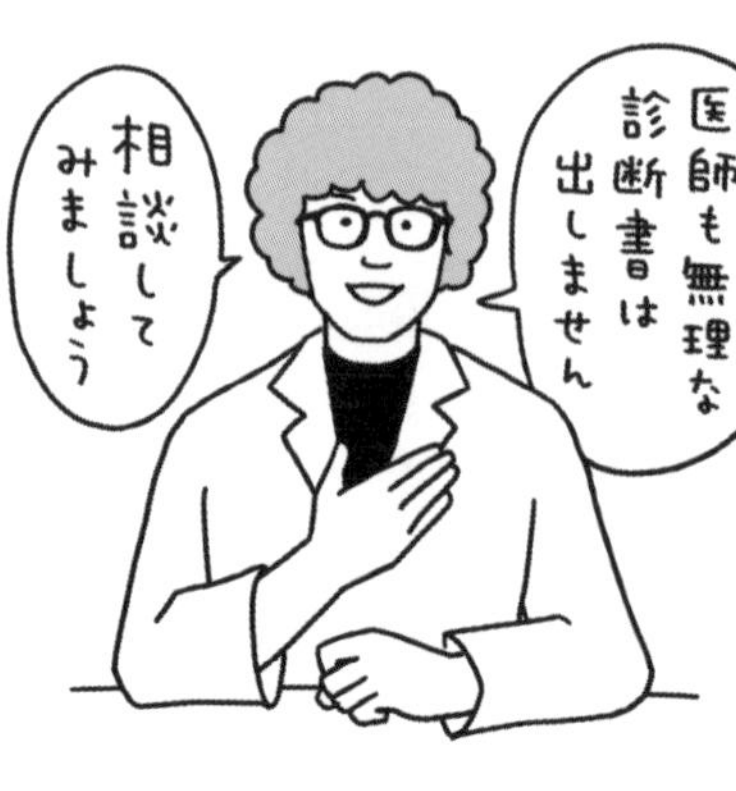
医師も無理な診断書は出しません
相談してみましょう

いたことによって起きるストレス性の胃炎です」「精神面の健康を回復させるために、部署の異動が必要と判断します」というような内容です。

症状が、ストレスや過労に関連していることが明確に伝われば、会社もそれを踏まえて今後の勤務形態について考えてくれるはずです。心ある会社なら「無理をさせてしまったね。どうすれば体調を崩さず快適に働けるようになるか、一緒に考えよう」と上の人が動き出してくれるでしょう。

内科などの医師によっては、診断書でストレスや過労について触れることをためらう人もいます。それらが病状に影響を与えていることは確かでも「心療内科や精神科は専門外なので、メンタル面のことは無責任に診断できない」と断るケースが少なくないのです。

そのような場合は心療内科や精神科を受診すると、ストレスや疲労、睡眠不足などとの関係を明記した診断書を出してくれます。これならあなたの抱えるつらい状況がはっきりと伝わりますし、会社に要望を通すための交渉力も抜群です。

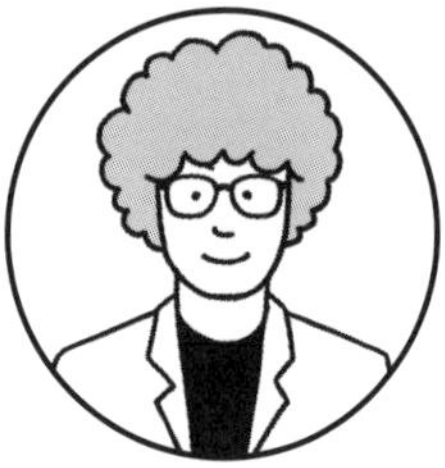

体がしんどいときにはあえて
心のシャッターを閉じるときがあります。

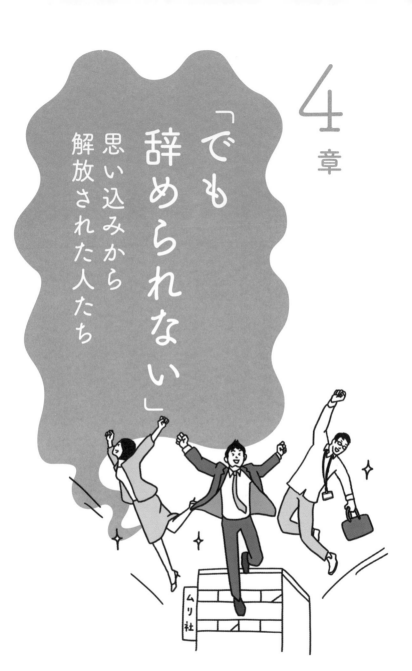

4章

「でも辞められない」思い込みから解放された人たち

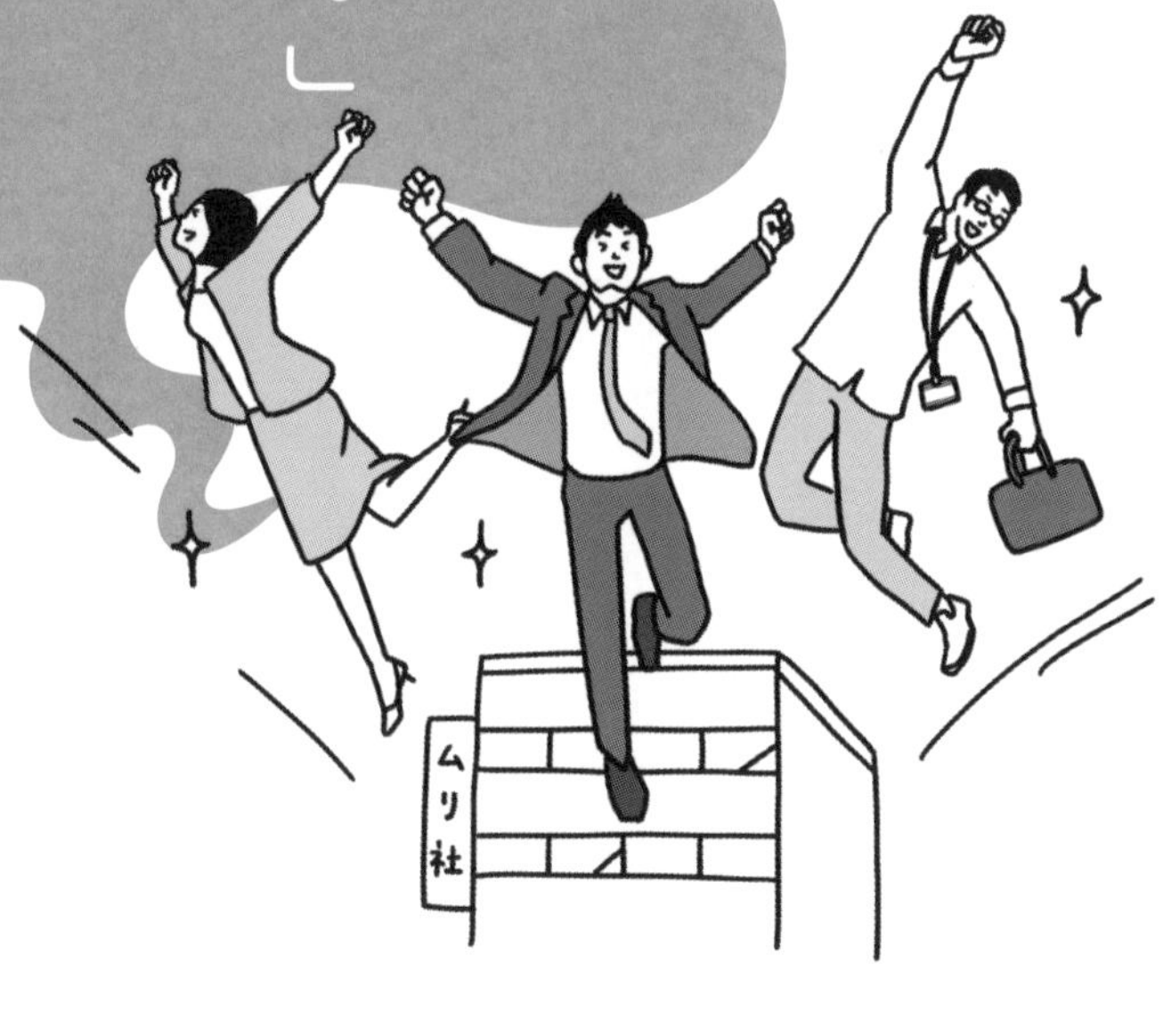

「もうムリだ」と思っても、早く治療をすれば早く回復して、転職活動ができる

この章では、私が精神科医や産業医として担当した3人の事例をご紹介します。実際に「この会社ムリだ」と思っていたときの状況、そのときに出ていた心と体の危険サイン、「でも辞められない・休めない」という思い込みに対するアドバイスの順でお伝えします。みなさん働く環境や年代は異なりますが、真面目で優しい人柄が印象的な方々です。

もしあなたに2章と3章で紹介した危険サインがいくつも見つかり、対処法ではどうにもよくならない場合は、精神科や心療内科に行ってみることをおすすめします。会社に産業医がいるなら、産業医へ相談してみるのもいいでしょう。

心配なのは、症状に気づいているのに、「どうにかなる」と思ったり、「今は忙しいから病院はあとで」と考えることです。いずれの判断も間違っています。

がんをはじめとした病気が「早期発見・早期治療が大切」と言われているのと同じ

ように、精神疾患も1日でも早く自覚し、正しい病院で治療を始めることが回復の決め手となります。**早期に治療を始めれば、症状も軽いので回復も早く、短期間で自分を取り戻すことができるのです。**

また、医者に言われる「ゆっくり休んでください」を後ろめたく思う人がいますが、その必要はありません。それは最も大切な治療、休むことがあなたを回復に導きます。併せて処方も守りましょう。少し体調が良くなったからと勝手に薬を止めたり、逆になかなか回復が見られないからと薬の量を増やしたりするのは厳禁です。

ゆっくり休んでリセットすれば休職期間から転職活動を始めることもできます。多くの人が「専門医に相談」→「休職」→「休職中に転職活動」→「転職先決定」という流れで自分を取り戻しています。

私が転職や休職を勧めたときに、「次の転職先が決まっていない」「収入がなくなってしまう」「転職先でもイヤな状況になるかもしれない」などと、さまざまな理由で辞めることをためらってしまう人がいます。これからご紹介する方々も最初はそうでした。**でも私は、辞めて後悔している人に出会ったことがありません。**

みなさん、今は元気に働いていますよ。

ノルマが厳しくて辞めたい！
Aさんの場合（30代・営業職）

私は何度か転職をして、業界の中で有名な会社に入ることができました。はじめは高いモチベーションで頑張っていました。しかし新しい会社は厳しい実力主義の会社で、みんな高いノルマを課せられ、職場の空気もギスギスしていました。自分と同じように、転職をして入社する人が多く、年齢もキャリアもバラバラな中で、人間関係にも悩むようになってしまいました。

結果、いつも結果を出すことを求められて、誰にも頼れず、全然休めない日が続きました。土日祝日も問い合わせの電話対応ができないとダメということで、ずっと気が張っている状態ですごしてきました。

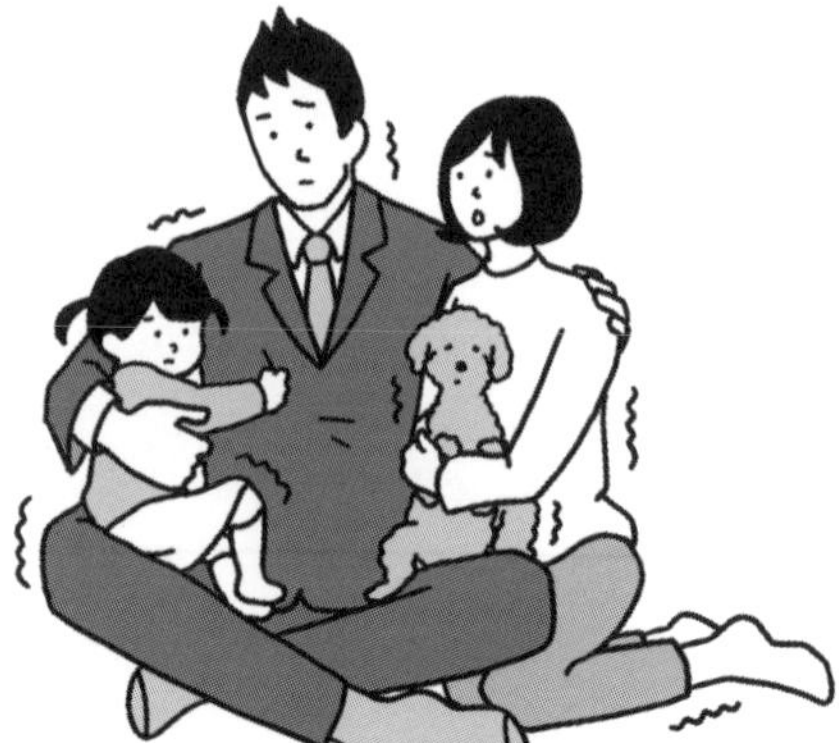

危険サイン

明日の仕事を考えると、寝付けなくなり、やっと眠れたと思ったら、1~2時間で目覚めてしまいました。寝不足で頭が回らないから、持っていくべき書類を忘れてしまったり、小さなミスも目立ってきました。

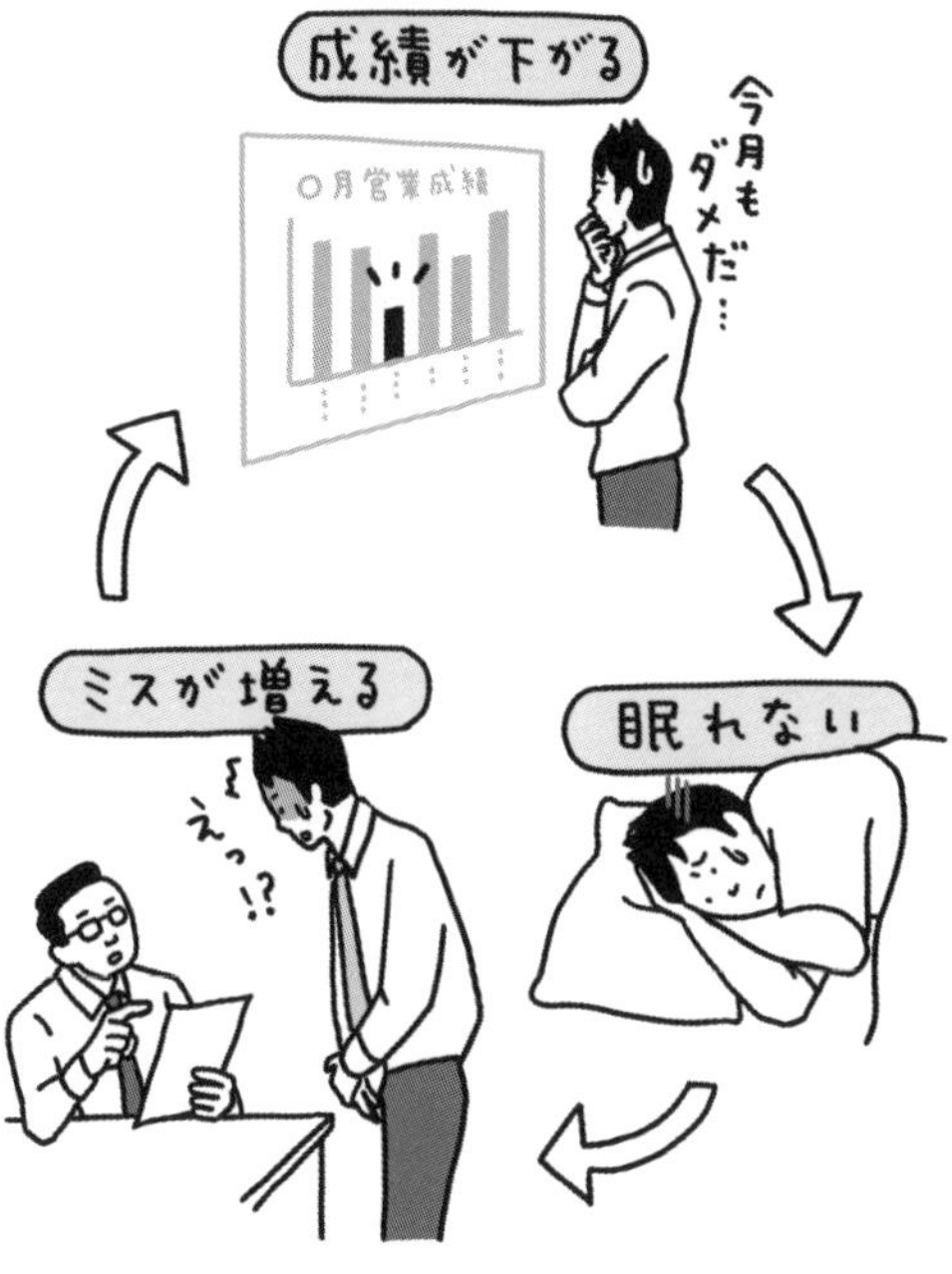
成績が下がる
○月営業成績
今月もダメだ…
眠れない
ミスが増える
えっ!?

収入はゼロにはならない
井上先生からのアドバイス1

Aさん

もうこれ以上働けないので辞めたいのですが、家族がいるので、収入が心配です。

井上先生

会社を辞めたからといって、いきなり収入がゼロになるわけではありません。病気で休職をしている間、そして、会社を辞めてからでも、健康保険から傷病手当金が出ます。期限の限度はありますが、辞めてからでも1年半までは、基本給の6割程度の金額が支給されます。仮に月35万円の基本給ならば、21万円程度は毎月支払われるのです。もちろん、それで全てをまかなえるわけではありませんが、貯金を少しずつ切り崩せば、しばらく生活はできるでしょう。

辞めたあとのお金の話については6章でも詳しくお伝えします。

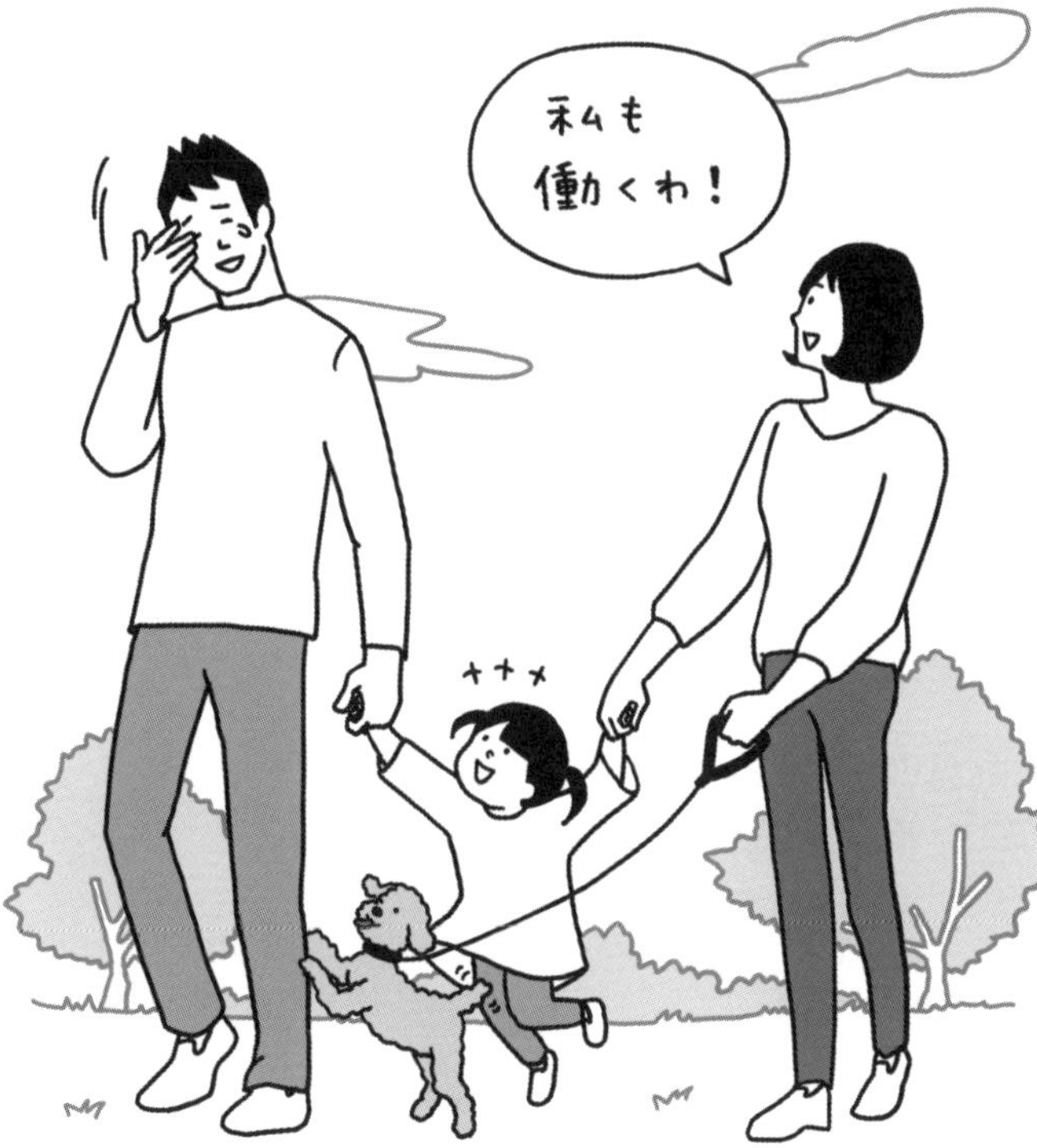
私も
働くわ！

自分の幸せを最優先しよう

井上先生からのアドバイス2

Aさん

憧れの会社にせっかく入れたのに、簡単に辞めてしまってもいいのでしょうか？家族だって、とても喜んでくれたのに……。辞めることで、「家族を落胆させ、悲しませてしまうのでは？」と思うと安易には辞められません。

井上先生

実際に家族の気持ちを聞いてみてください。あなたの家族は、あなたがその会社に入社したことを喜んでいたわけではなく、あなたが毎日楽しく、充実した様子で出社をしていたことが嬉しかったのだと気づけるはずです。

休みもなく、つらそうに働いているあなたを、家族は心配していますよ。

自分の体と家族の幸せを最優先にしましょう。

Aさんの辞めたあとの話

Aさん

休職期間5ヵ月を経て、退職をし、その後、2ヵ月で再就職をすることができました。会社を辞める前までは「せっかく希望の会社に入れたのに、うまくやっていけないなんて、自分はなんてダメな人間なんだろう」と自分を追いつめていました。

けれども、自分とその会社が合っていなかっただけで「自分は社会不適合者」と思う必要はなかったことに、会社を辞めてから気づけました。

自分の目指している会社が、自分と合っているかどうかは、外から見たイメージだけでは判断できません。

目指す会社が自分に合う会社かどうかは、実際入社してみないとわからないし、目指したところに行けたからといって、自分に合ってもいないのに、無理やりしがみつく必要はまったくありませんでした。

誰かと一緒に精神科へ行ってみよう

井上先生からのアドバイス3

Aさんが苦しい状況から抜け出せたのは、家族が精神科に連れて来てくれたからです。

思いつめて、悩んでいるときは、誰でもひとりで抱え込みがちです。自分の症状を客観的に見ることができずに「まだ大丈夫」と我慢をして、「病院に行くことで、すぐに会社を休めと言われるのではないか」「休んだら、ほかの人に営業の数字を抜かされるんじゃないか」と考えて、病院に行くことを渋ってしまうのです。

しかし、多くの場合、周りはあなたの限界サインに気づいています。特に生活を共にする家族や親身に考える同僚・上司は、あなたの変化に気づき、心配しています。信頼できる人の冷静な目を信じて、病院に行ってみましょう。

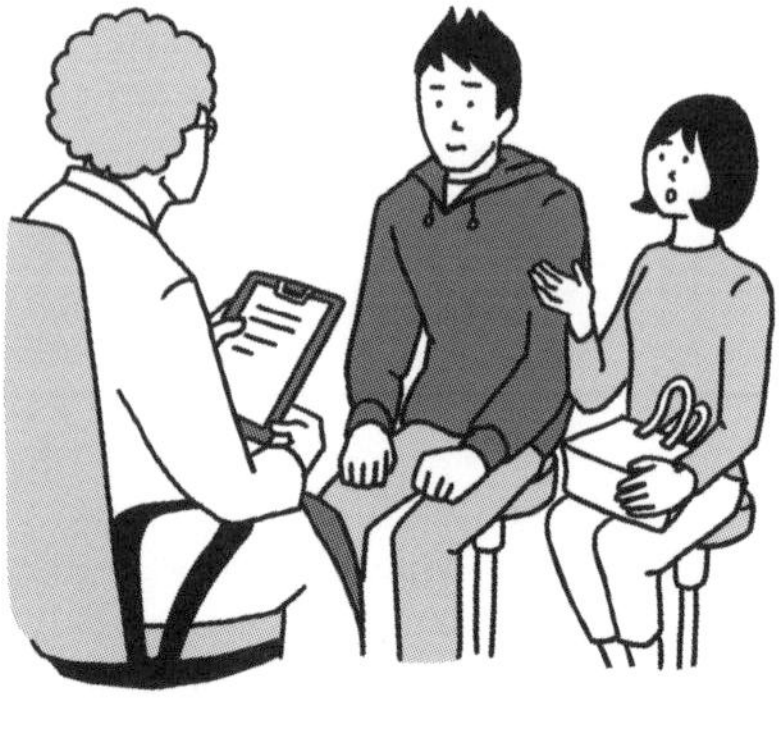

ひとりで来院するのが難しければ、Aさんのように家族と共に、あるいは同僚や上司と共に来院することをおすすめします。実際、精神科や産業医のところへは、家族や上司に勧められたり、付き添われて来る人が多くいます。医者である私たちも、家族や上司から客観的に症状を聞くと、病名の判断や処方の手助けになるのです。

私たち医者は、自分たちを「一種のセーフティネット」と考えています。私たちと細かくてもつながっているか否かで、精神的な余裕がまったく違います。

例えば、初診の問診で様子を聞き、本人が「まだ頑張れそう」という意志を示し、私も大丈夫と判断をすれば「あと1週間、頑張ってみましょうか」と言えます。1週間後に改めて様子を見て、安定していれば「では、あと2週間、頑張ってみましょうか」と建設的な提案もできます。もちろん、難しい症状と判断した場合は、ドクターストップをかけることもできるのです。何より、必要なときに、いつでも診断書を提出できることは、一種のお守りにもなるのではないでしょうか。

どうか自分ひとりで判断せず、周りの客観的な意見も求めてみてくださいね。

人間関係に悩んで、もう辞めたい！
Bさんの場合（20代・事務職）

私は従業員数10人程度の会社に勤めていました。その中のひとりの先輩が小さなことで揚げ足を取ったり、何度もしつこく注意をしてきたり、仕事の指示が高圧的だったり、とにかく私とは合わない人だったんです。

周りの人たちはそんな先輩と上手に付き合いながら仕事をしていたので、自分の頑張りが足りないのではないか、と思っていました。でも、日に日に頑張れない状況になり、心身ともにつらく……。仕事を休むとか辞めるのではなく、**症状を抑えながら仕事に行こうと考えて、精神科に行きました。**

人数が少ない会社なので、後任が来るまで待って、しっかり引き継ぎをしてからでないと、休むことも辞めることもできないと考えていました。

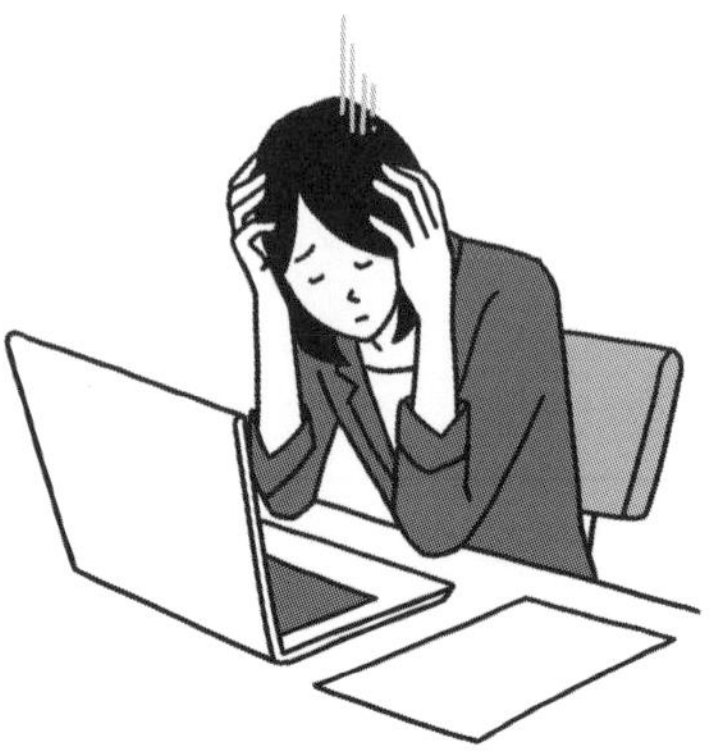

危険サイン

苦手な先輩に注意をされるたびに落ち込んだり、イヤな気持ちになったりしました。何度もくりかえすうちに、精神的なしんどさは増し、通勤中の電車で動悸が激しくなったり、涙が出たり、冷や汗が止まらなくなってしまいました。

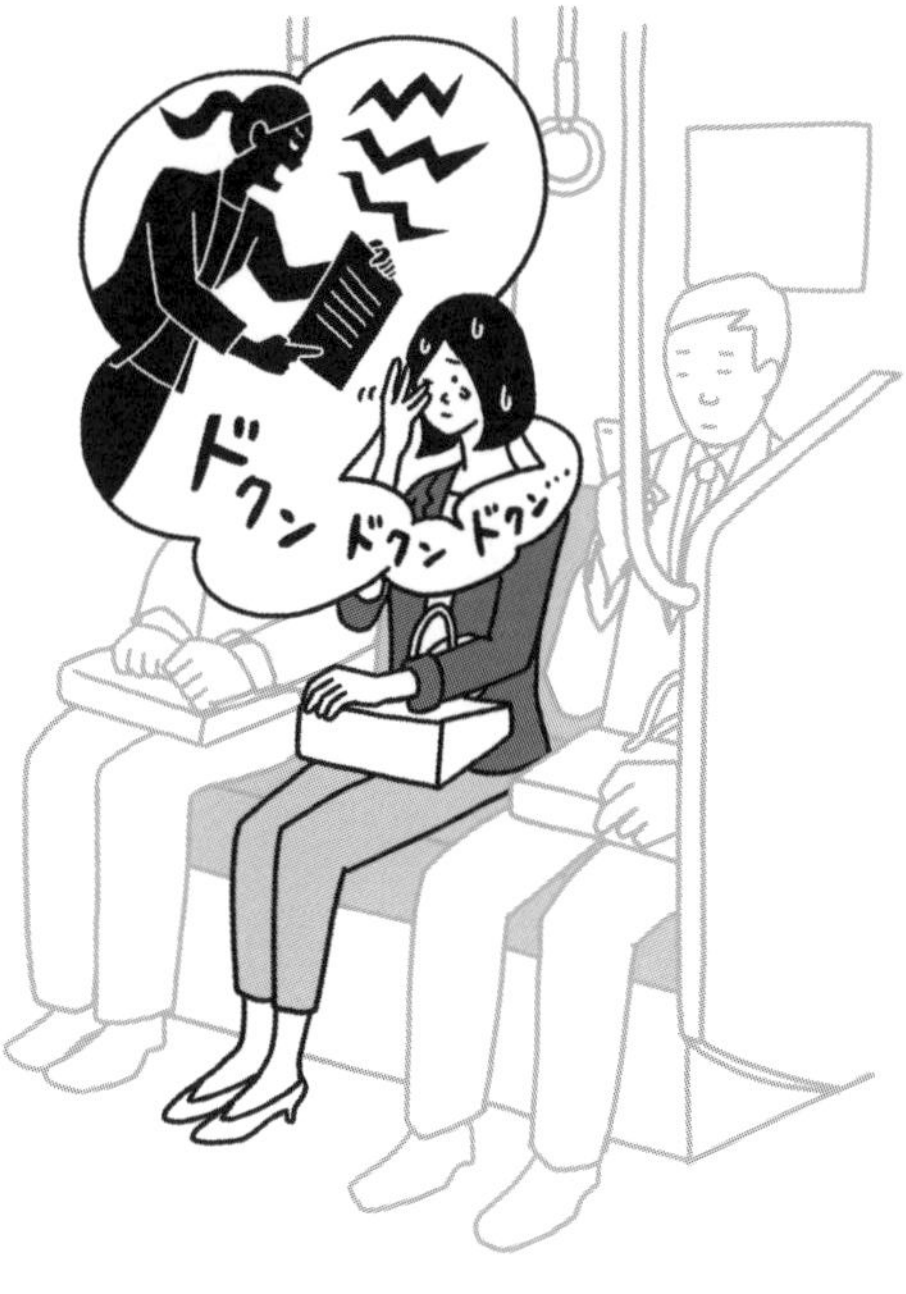

まずは5連休をとってみましょう
井上先生からのアドバイス1

Bさん

急に休んで、引き継ぎをしないままでは、周りに迷惑をかけてしまいます。「体調が悪い」というのも言い出しにくいです。それに、休み明けの憂鬱《ゆううつ》を思うと、休み自体が怖くて……。

井上先生

Bさんのように、大型連休などの長期休暇を怖いと感じる人がいます。「もう仕事に戻れないいんじゃないか。また会社にいく前に暗い気分になるんじゃないか」と不安になってしまうのです。

休み明けの気分の落ち込みは、土日の2日も、有給休暇をとった5日も変わらないと割り切って、**まずは有給を取って仕事から離れて、症状が出ないことに気づくこと**

が大事です。3日間の有給をとって、土日を含めて連続5日間、休んでみてください。動悸などの症状が出ないかどうかを確かめてみます。

「体調が悪い」と言いにくいとのことですが、社員の正当な権利である有給に理由はいりません。

聞かれたら「私用で」「プライベートで」と答えましょう。

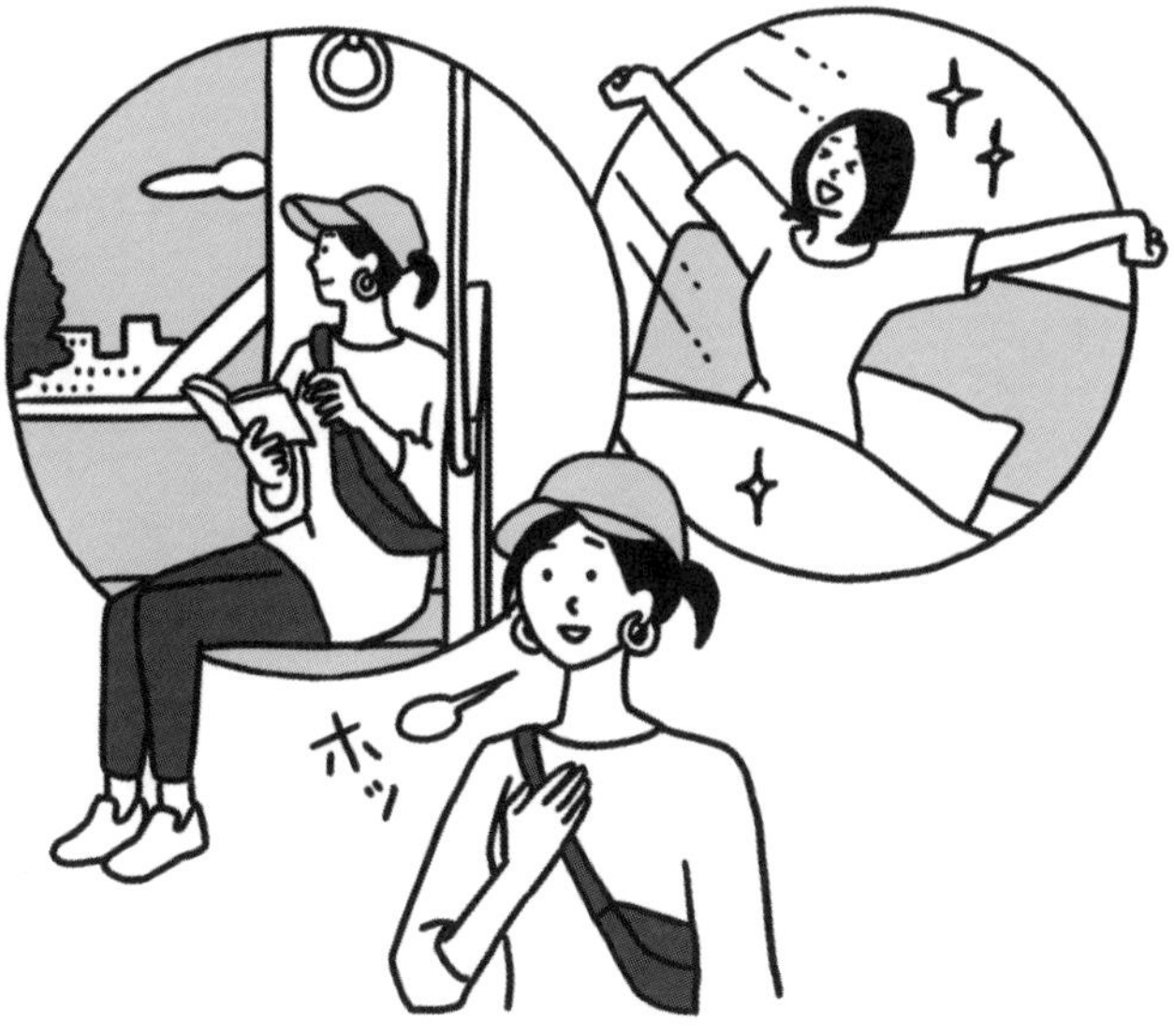

引き継ぎは最長2日
井上先生からのアドバイス2

Bさん

やっぱり会社を続けていくのが難しいので、休職をしようと思います。ただ、仕事の引き継ぎをしなくてはいけないので、1ヵ月は先になりそうです。

井上先生

5日間の休みをとって、その間に症状が出ないことに気づいたBさんですが、仕事に戻るとまた心身の不調が出てきてしまいました。本人も「もう休職したほうがいい」と判断したのですが、今度は「仕事の引き継ぎがあるから、少なくとも1ヵ月は休職できない」と言っていました。

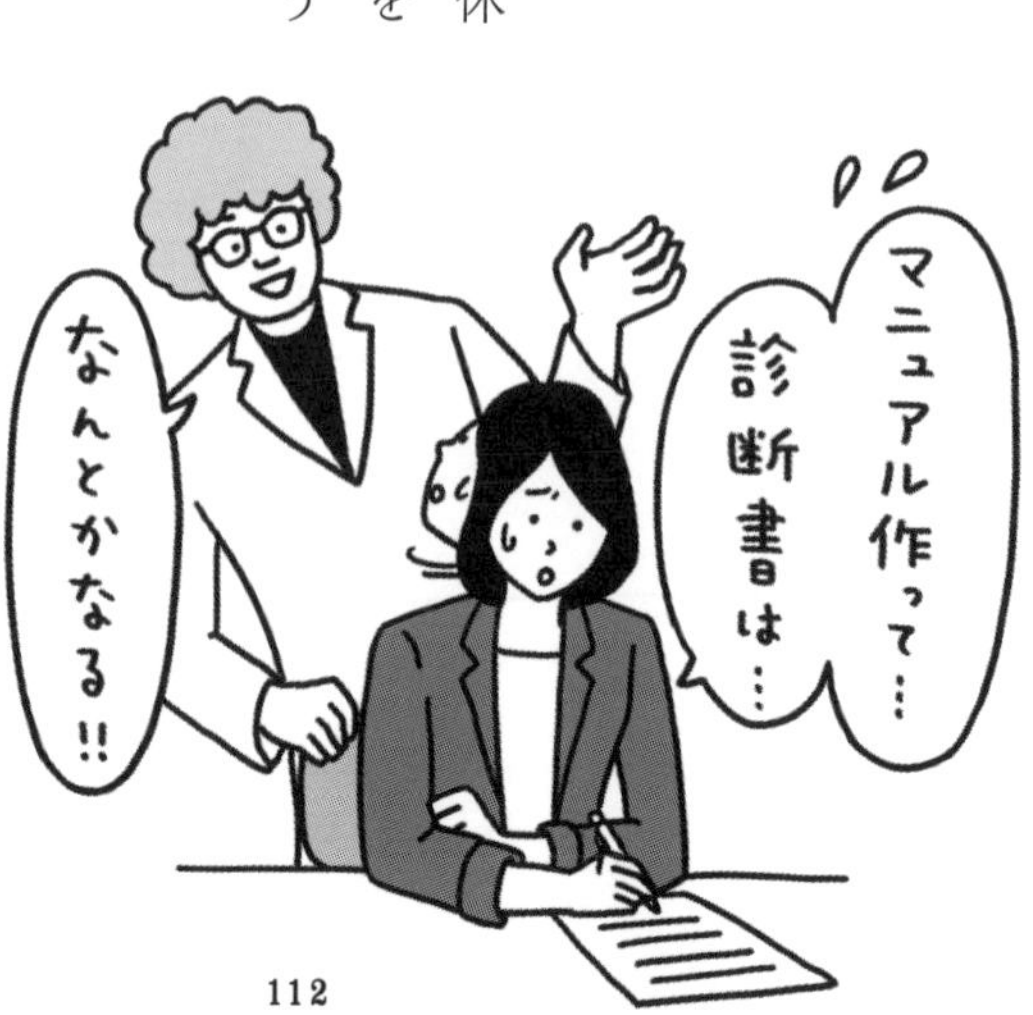

責任感が強く、真面目な人ほど、「無理をしてでも、ちゃんと手順を踏まないと」と思ってしまいます。ただ、そんなことを言っていては、いつまでたっても休職をしたり、会社を辞めたりすることはできません。**そもそも心身が不調の中で、しっかりとした引き継ぎ作業を行うこと自体が、とても難しいと認識しましょう。**

たしかに、主治医は初診であっても、病状に応じてその日付をもって「明日から自宅療法をしてください」と書くことも可能です。さらには、患者さんが希望すれば、休職の指示だけではなく、引継ぎがどれほどできる状態かということも、記載することも可能なので、主治医に相談してみましょう。

私は「思考が制止している状態で、適切に引き継ぎを行うパフォーマンスが低下しているから、最長でも2日しか出社はできません」という診断書を作成しました。

また、診断書は郵送でも十分有効です。Bさんのように真面目な人は、体調が優れないのに、その診断書をわざわざ会社に持っていこうとします。その必要はまったくありません。今は、出社してはいけない状況だと捉えて、上司には電話で現状を報告し、主治医からの診断書を送付する旨を伝えれば大丈夫です。

イヤな人間関係から逃げるのは成功体験
井上先生からのアドバイス3

Bさん

ただひとりの合わない人のせいで、会社を辞めるのには抵抗があります。優しく励ましてくれた同僚もいるので。もしかしたら転職先にもっとひどい人がいるかもしれないと思うと不安です。

井上先生

会社を辞めたいと思う代表的な理由に「人間関係」があります。仕事はもちろんですが、人間関係で悩みを抱え、追いつめられている人が多いのです。

どんな会社に行っても、苦手な人は出てくるはずです。今いなくても、あとから転職で入ってくるかもしれません。ただ、これまでと違うのは、**そうした人との距離の取り方がわかってくること。**それが大事なのです。

私は、人間関係が原因で、休職したり、退職したりすることは、成功体験のひとつになると思っています。「人間関係から逃げるために退職をするなんて、これからの人生でも逃げ癖がついてしまう」という人がいますが、それは精神医学上、間違っています。我慢をして、耐え続けるのは、自分を傷つける行為です。マンモスや野生のライオンなどの動物に対しても、人間はたたかうことより逃げることを選んで生き延びてきました。人間は恐怖を感じる存在からは逃げて、自らの身を守ってきたのです。

転職先で、もし本当にイヤな人がいたら、**「また辞めたり逃げたりしよう」**とか、**「前の人よりマシかも」**とか、それまでの経験を基に対応するようになります。**苦手な人たちとの距離感を確認したり、「付き合い方を変えてみよう」**とか、あるいは**どう接すればいいかを新たな視点で考えることができるようになるのです。**

Bさんは最初は戸惑っていたものの、引き継ぎのために2日間出社したあとは、2～3ヵ月休職することができました。その間に症状も順調に回復して、休職中に転職活動ができるまでになりました。5章のP149でも説明しますが、休職中に体調を取り戻して転職活動をすることは禁止されているわけではありません。Bさんも休職3ヵ月目に転職活動を始めて、会社を辞める頃には次の仕事が決まっていました。

管理職から降りられなくて辞めたい！ Cさんの場合（40代・IT系エンジニア）

エンジニアとして第一線でキャリアを積み、充実した仕事を重ねてきたのですが、40代になって管理職になりました。いわゆる中間管理職です。上司からは理不尽な指示を受け、もともと人に注意をしたり、指導したりすることが苦手な中、それを部下に伝えなければいけませんでした。当然、部下は不満を持つので、その気持ちを丁寧に聞き……。でも、仕事は全うしなければいけませんでした。完全な板挟みで、誰かに弱音を吐くこともできず、日々プレッシャーを感じ、ストレスが溜まっていました。

「管理職を降ろしてほしい」と言ったのですが、なかなか認められず、自分自身でさえ、イヤになってきました。

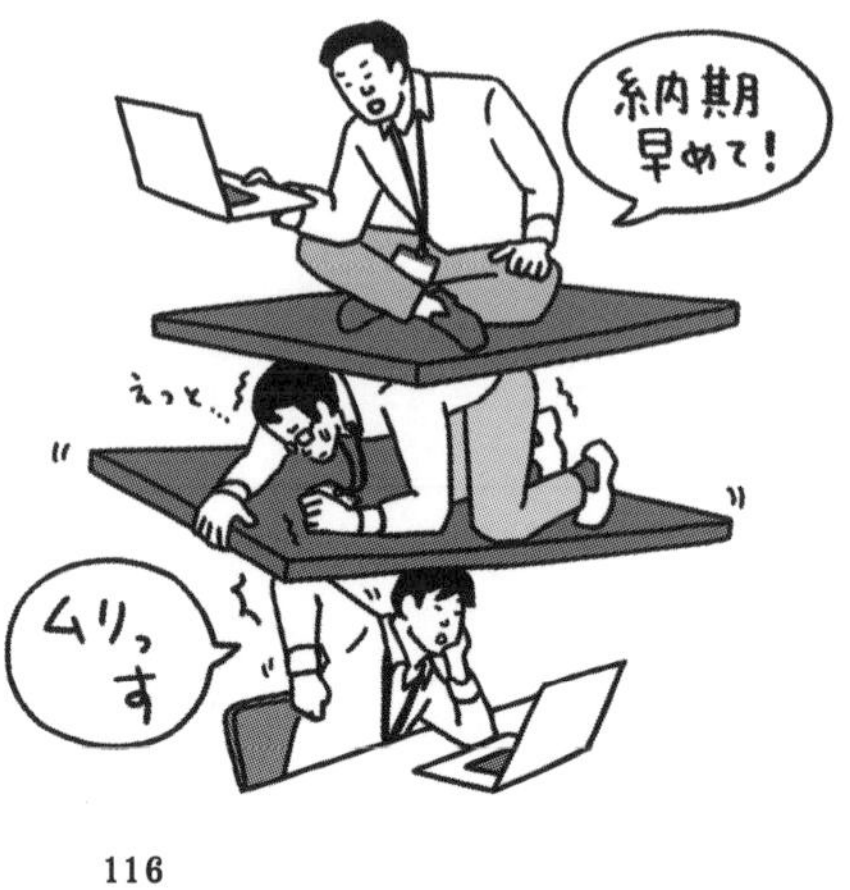

危険サイン

落ち着かない、ソワソワする、眠りが浅くなるなど、少しずつ体調が悪くなり、気づくと、「会社が怖い」と思うようになっていました。

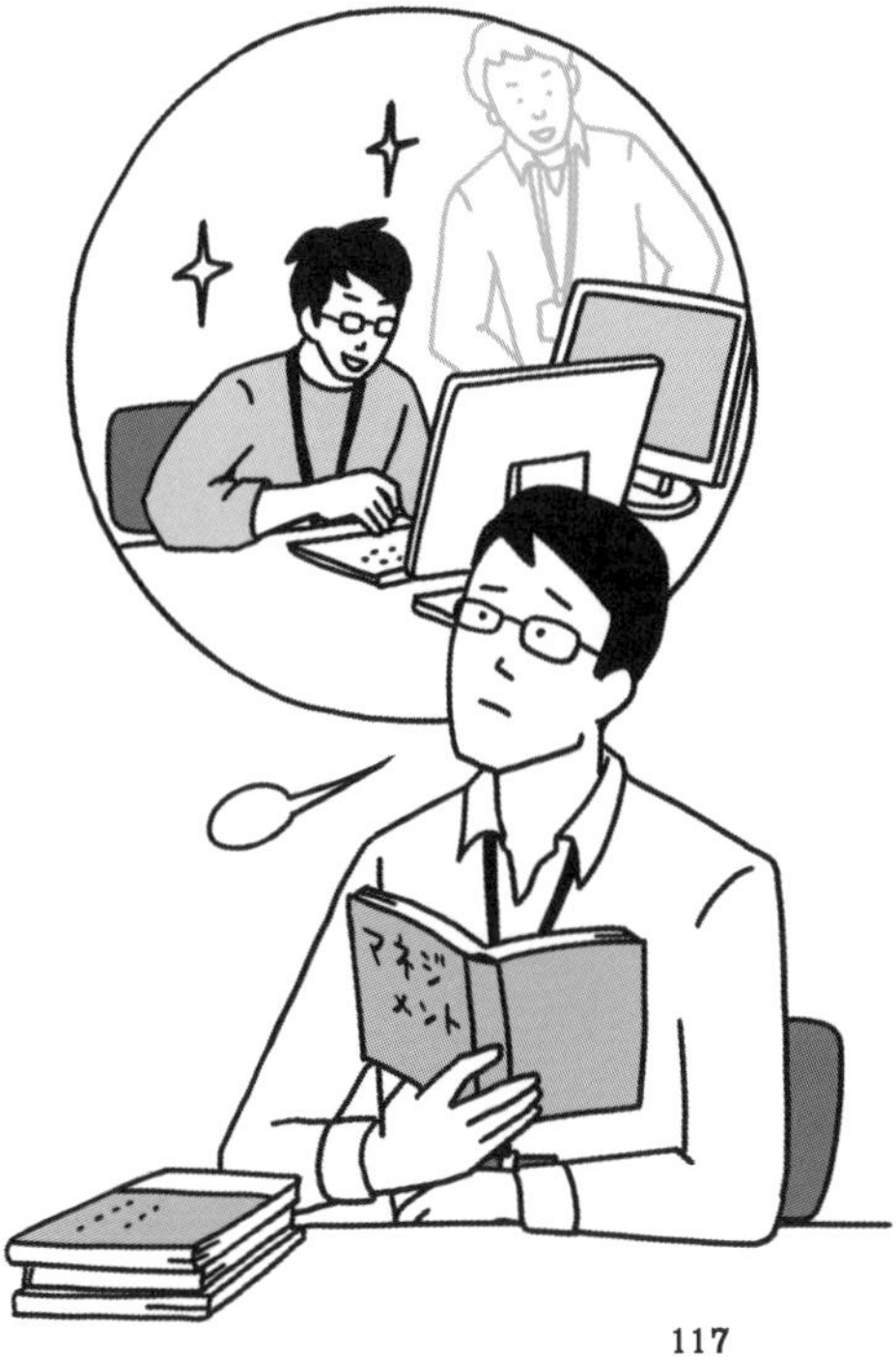

弱い部分を見せないと誰も気づかない 井上先生からのアドバイス1

Cさん

周りに心配をかけたくないので、精神的にまいっている姿は見せられないです。

井上先生

Cさんは、私が産業医として勤務していた会社の社員さんで、「自分に自信が持てなくなった」と相談に来てくれました。産業医のいる会社なら、遠慮せずに産業医を訪ねてほしいと思います。**産業医は一般の医者より会社の状況を知っています。悩みが伝わりやすい、会社側に要望を伝えられるなどのメリットがあります。**

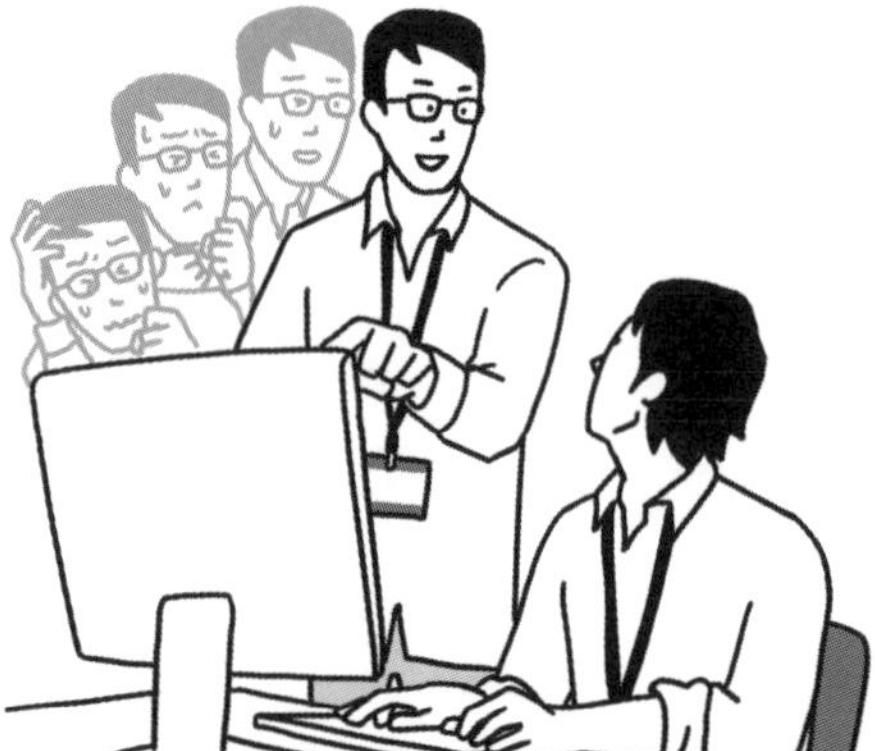

話を聞くと、気づかいのできる典型的な「いい人」に多い悩みでした。いい人すぎ

て、上司や先輩、部下、全員にいい顔をしてしまうのです。もともと仕事ができる人だったので、周りに「仕事ができないと思われたくない」「弱みを見せるのが苦手」という印象も受けました。

Cさんに限らず、**危険サインが出るほど精神的に追いつめられている人は、もっと周りに頼って、いろんな人の力を使いながら仕事を進めるのがいいでしょう。**頑張って調子よさそうにしていると、誰も症状に気づかず、助けてはくれません。周りに心配をかけたくないという責任感が、Cさんを苦しめるいちばんの原因でした。

もっと弱いところを出していかないと、Cさん自身が壊れてしまいます。

幸いにも、Cさんには本音で話せる同僚がいるとのことだったので、**「きちんと自分の状況を打ち明けて、愚痴や弱音を吐きだせる環境をつくりましょう」**とアドバイスしました。ところが、1ヵ月たって話を聞くと、「心配をかけたくない」と誰にも相談をしていないとのことでした。案の定、体調は悪くなっていて、体調不良を理由に半休を取ったりしていました。そのときの私は産業医として関わっていたので、紹介状を書いて、精神科の病院に行ってもらい、休職をすることになりました。

偏見なく病院に行ってもらえたのは、非常に良かったと思います。

入社序列で自分自身を縛らない井上先生からのアドバイス2

Cさん

「社歴が上がったから、部下のマネジメントをするのは当然」と思うのですが、どうしても人に指示することが苦手で、うまくできない自分がイヤになります。

井上先生

1章のP26でもお伝えしたように、会社には〝空気〟の威圧感があります。入社序列もそれにあたるといってもいいでしょう。

もちろん、早く入社して、会社に貢献した人に役職をつけて、部下のマネジメントをさせることが悪いと言っているのではありません。実際にCさんの会社でもこれまで管理職を辞退した人はいなかったようです。

しかし、Cさんには管理職は合わなかった。それだけです。会社が悪いわけでも、

Cさんが悪いわけでもありません。「社歴が上がったから、部下のマネジメントをするのは当然」と自分自身を入社序列で縛らなくてもいいのです。

Cさんの会社は「休職後、体調が良くなったら戻ってきてほしい」とのことだったのですが、それに対するCさんの条件が「管理職を外してもらうこと」でした。

自分から「管理職を降りたい」と会社に主張できたのはCさんの良いところです。

私も産業医として会社にCさんの状況を説明しましたが、組織がこれまで続いた規則を変更するのは容易なことではありませんでした。産業医は、困っている社員に対して解決策を提示することはできますが、アドバイスを聞くかどうかは会社の判断に委ねられるのです。

そうなってくると、会社を取るか、自分を守るかという話になりますが、結局会社の判断を聞いてCさんは退職を選びました。自分の体を壊さない環境を選んだのです。

安心、安全で、健康で働ける職場は必ずあって、実際に選択することはできます。

もしかしたら給料は減るかもしれないけど、健康はお金で買えません。**仕事は健康で幸せな生活を送るためにやっている手段のひとつと考えて、迷ったときは「健康」という基準で判断するのは大切なことです。**

やりたいことがわからないのが普通
井上先生からのアドバイス3

Cさん

転職を考えた際に、仕事に対して、特にやりたいことがなくて困っています。精神的に追いつめられた経験から「ITに触れるのもちょっと怖い」という気持ちがある一方で、「でも、これまでITしかやってきていないから、ほかのことはできない」という気持ちもあり、悩んでいます。

井上先生

特にやりたいことがないというのは、珍しいことでありません。**実際、やりたいことが明確で、その仕事に就いている人はごくごく少数ではないでしょうか。**休職中の転職活動については5章で詳しく述べますが、Cさんの場合は「管理職としての仕事から解放される」という、ただその一点で転職先を決めればいいと思います。

Cさんの辞めたあとの話

Cさん

井上先生のアドバイスを受けて、**「とりあえず求人を出している会社に行ってみようかな」**と思えるようになりました。休職したことで今までのつらい気持ちがリセットされ、自分にとっての正しい選択ができるようになったというのも大きいです。転職をしたことで、入社序列を気にすることはなくなり、またひとりのプレイヤーとして仕事をすることができています。

何より、**自分の適性を判断して、要望を伝えたうえで、それが叶わないなら、自分に合う環境を探すという経験ができたのも、自信につながりました。**

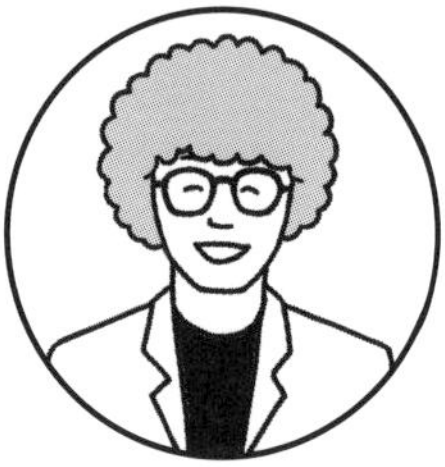

別にネガティブになったっていいよね。

5章

「もう頑張れない」人の休み方

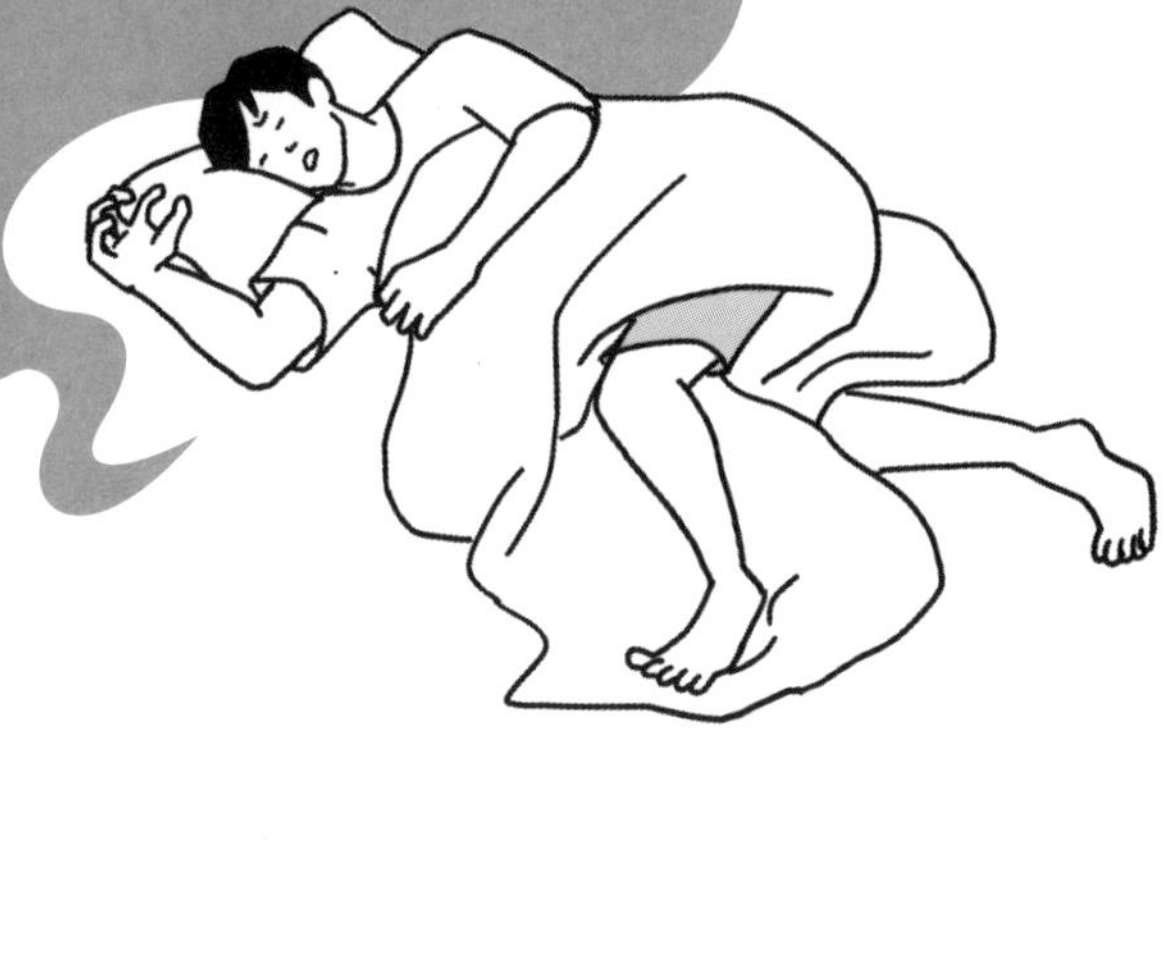

やることは勝手に湧いてくるから、頑張って対応しなくていい

「この会社、やっぱりムリ！」と、会社から離れる決意をしたものの、「休みたい」「辞めたい」とは言い出しにくく、ためらってしまうことはよくあります。

あなたもこれまでに、**「今、取り組んでいる仕事が終わればラクになるから」「新しい人も募集しているし、このまま仕事を続けてもなんとかなりそう」**と自分に言い訳をして、踏みとどまったことがあるのではないでしょうか。

仕事はひとつの仕事を片づけても、次から次へと湧いてきます。例えば、ロボット掃除機を使うことで、掃除が多少ラクになったとしても、そのおかげで余暇の時間やゆとりがぐんと増えたかといえば、答えはNOでしょう。

ひとつのことを終えてもすぐ次がやってくる。効率化が進んでも、それで生じた時間やスペースに新たなものが飛び込んでくる。そうして仕事はどんどん積み重ねられ、

つめ込まれていくのが、現代社会の流れなのでしょう。

あなたがSTOPと言わなければこの流れは止まりませんし、あなたがSOSを出さなければ周りは助けてくれません。そして、「これが終われば……」「まだ頑張れる」が続いていけば、いつか必ず、休まざるを得なくなる日がやってきます。

もし、あなたの会社の後輩がメンタルを崩して悩んでいるときに、「迷惑だから休むな」と突っぱねたり、家族が自分と同じように苦しんでいるとき、「周りに迷惑がかかるから仕事に行け」と言うでしょうか？

頑張ることは決して悪いことではなく、むしろ賞賛に値する行為です。ですが、健康を犠牲にしてまで頑張らなくてはいけないことなど、何もないのです。あなたはこれまで、本当によく頑張ってきました。終わりのない仕事を、あなたが無理をしてまで背負う必要はありません。**エネルギーが0になってからではなく、まだエネルギーがあるときのほうが、回復までの道のりも短くなります。**

とはいえ、今すぐ辞めるというのは決心がつかない人のために、この章では休職までの流れや、休職中のすごし方についてお伝えします。

「休みたい」が言い出せないなら、主治医を利用する

心身ともに危険サインが出てしまう職場で、いきなり上司に「休職したいです」と言うのはとても難しいことだと思います。あなたの状況や、休んでいる間の対応について問いつめる人もいるかもしれません。

そんなときは迷わず主治医のせいにしてください。

まずは産業医に相談するか、病院に行きましょう。P130からの、「相談するときの入門」も参考にしてみてください。医者は、あなたの状況によって、休職を勧めることも多いと思います。そうした診断を確認し、あなた自身も休むべきだ、とわかっているなら、休まなければいけません。

診断書は郵送で会社に送っても大丈夫です。わざわざ直接届けに行って、説明をしたり、謝ったりしなくていいのです。

・調子が悪くて心療内科に行ったら、ドクターストップがかかったこと

・診断書は明日から適用されるので、出社はせずに郵送させてもらうこと
・今後の業務の割り振りなど、迷惑をかけることに対するお詫び
これらを電話で説明したうえで、会社の指示を仰ぎましょう。

その際に**「会社からの連絡はメールか郵送で、電話連絡はやめてほしい」**ことと、**「会社とのやりとりの窓口は一本化してほしい」**ことをお願いしてみてください。

もし直接伝えるのが苦痛なら、診断書の中にその旨を記載してもらえるよう、主治医に相談するのも良いです。決して特殊な相談ではないので、受け入れてもらえるでしょう。

社内のさまざまな人からあれこれ連絡がきては、まったく休みになりません。私も産業医として休職の判断をするときには、会社にこれらを徹底してほしいと求めています。

休職期間が始まったけど、どうしていいかわからない場合は、主治医の指示を仰ぎましょう。P136からの「休職中の生活」では、私が実際に患者さんにお伝えしているることを載せています。主治医はそのときのあなたに合ったすごし方を提案してくれると思うので、こちらは参考程度にとどめてもらって結構です。

相談するときの入門1
精神科医・心理カウンセラー・産業医の違い

会社や仕事に追いつめられて、病院に行くほうがいいとは思っても、精神科や心療内科の敷居は高いものです。精神科や心療内科に行くと、どんな治療がなされるのか、どちらに行けばいいいか、明確にはわからない人も多いと思います。

そこで、どんな状況のときに、誰に相談したらいいのか、お伝えします。

①精神科医・心療内科医

精神科と心療内科はとても近いです。両方掲げている病院もあり、最初の段階でこだわる必要は特にありません。

厳密にいうと、精神科医は、うつ病や不安神経症、統合失調症などの精神疾患の治療をします。対して、心療内科医は、ストレスなどが原因の胃潰瘍やじんましん、自律神経失調症などの内科的疾患の治療をします。

体の危険サインが重く、ストレス性の可能性が高いなら、精神科や心療内科をおすすめします。

ただ、問診はじっくり悩みを聞いてもらえるわけではありません。病院にもよりますが、基本的には、患者さんを多く診なければいけないので、一人の患者さんには、10分前後の診察時間になってしまいます。

②心理カウンセラー

何を問題に感じていて、どんな感情を抱いているのか、しっかり話をしたいのであれば、心理カウンセラーをおすすめします。

問題に対する捉え方や考え方を変えたいときに、カウンセラーの力は大きいです。

ただ、具体的な症状に対しての処方や診断書は出ません。

費用についても、2021年現在ではカウンセリングは保険対象外なので、1回の利用で40分〜1時間30分で5000円〜1万2000円程度かかってしまいます。

それぞれ役割が違うので、精神科や心療内科とカウンセラーが提携して、治療にあたるケースもあります。

③産業医

産業医は企業を訪問して、従業員の健康管理などを行っています。企業の社風や、就業規則なども大まかに把握しているので、ゼロから説明しなくてはいけない病院やカウンセリングよりも、敷居が低い一方、同僚や上司に不調を気づかれたくない人にとっては抵抗感があるようです。

ただ、みなさん不調があるから来ているわけではなく、調子が悪くならないための予防や、病院に行くべきかどうか判断を聞きに来る場合もあります。もちろん、守秘義務がありますので、誰が来たのかを他言することはありません。

症状の背景にある病因を考えるために、話を聞き、行動のアドバイスをします。**私としては、産業医がいる会社なら、まずは産業医に相談を。その後、しかるべき病院なり、カウンセラーのもとを訪ねることをおすすめしています。**

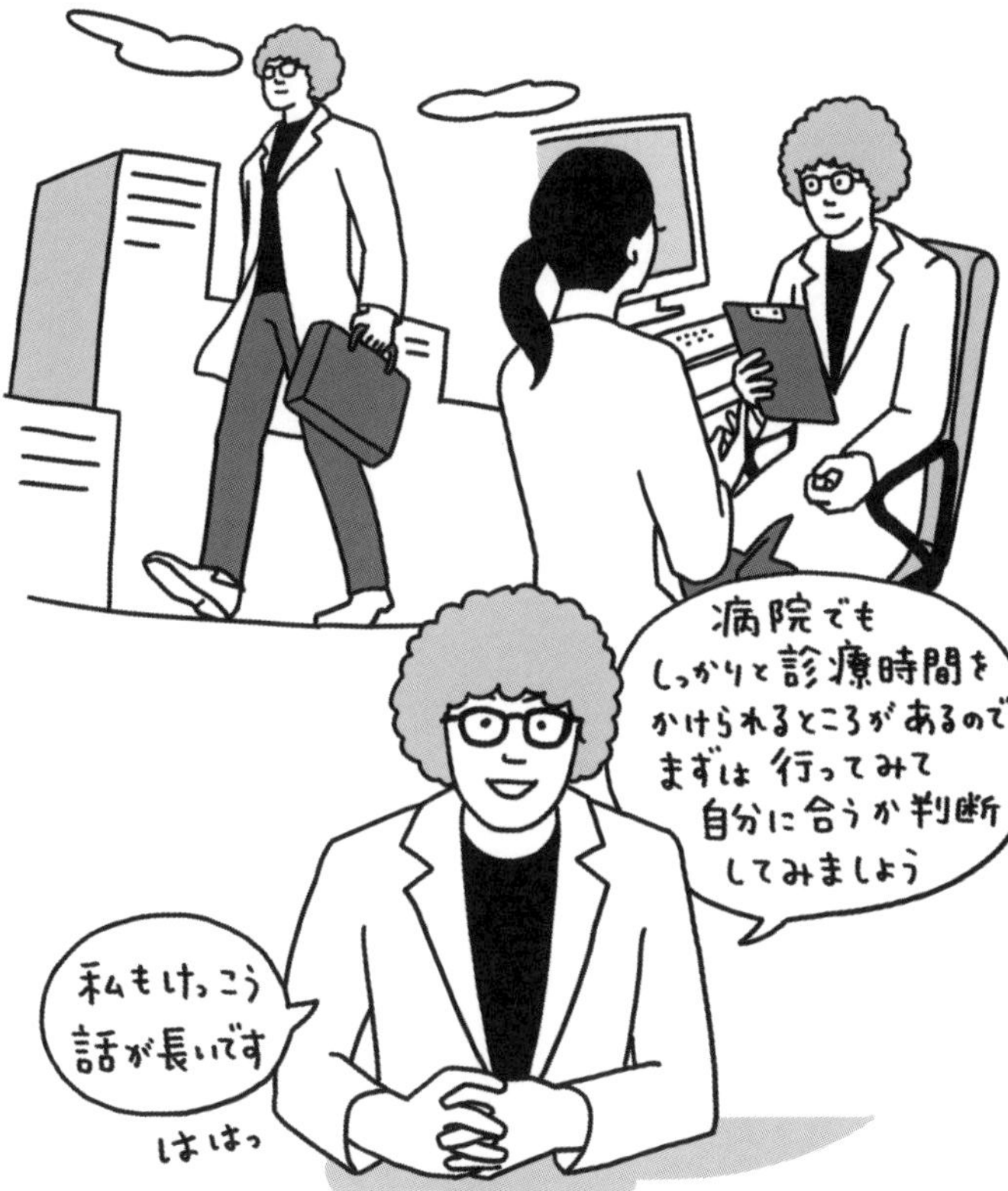
病院でも
しっかりと診療時間を
かけられるところがあるので
まずは 行ってみて
自分に合うか判断
してみましょう
私もけっこう
話が長いです
ははっ

相談するときの入門2
いちばんいい病院はいちばん近いところ

私も産業医として携わる中で、精神科や心療内科を勧めることもありますし、「どこの病院がいいですか?」「いい病院を紹介してください」と聞かれることもよくあります。

これはもう「最初は、自宅からいちばん近いところ」と断言します。

もちろん、私のところもいい病院ですよ。ですが、精神的に疲れ切って、会社に行くのもままならないときに、わざわざ遠くの病院に行くのは大変です。たどり着くまでにすっかり疲れてしまいます。しかも、苦労して病院に行ったのに短い問診で診察はおしまいということもあります。

病院に通い始めた当初は、頻繁に病院に来るように指示されるのが一般的なので、なおさら、自宅から近い病院を選ぶべきです。

少なくとも3ヵ月程度はその病院に通って、相性が合わなければ転院してもいいでしょう。3ヵ月の治療を続けていれば、病院に通い始めた当初よりも体調は良くなっているはずです。

最近は病院に対する口コミサイトもあります。医師の視点からみると、たしかに内科や外科などは参考になるかもしれませんが、**特に相性が大切になる精神科に関してはあまりあてになりません。**

医師からみて素晴らしい先生と評価されている先生も「ひどい先生」と書かれていたりしますし、その逆もよくあります。

そのため、口コミよりも家から近い病院を勧めます。またメディアで見かける医師=常に治療能力が高いとは限らないので、最初の段階でわざわざ遠方から受診をするのもおすすめしません。

私も、書籍を出したり、WEBの記事を書いたりしますけど、けっして治療能力が高いわけではないのです。

たまに私のことを「つらいことを何でも消し去れる魔法使い」みたいに思っている人がいますが、魔法は使えませんよ。

休職中の生活 ステップ1
とにかく休むダラダラ期

これまで一生懸命働いてきたあなたは、「仕事もせずに休む」ということがうまく想像できず、休むことに不安を感じるかもしれません。「みんなが働いているのに自分だけ寝るのはいけない」「不調を改善させるには規則正しい生活が必要なのでは」と考え、自らに厳しいルールを課してしまうこともあります。でもそんなことをしなくてもいいのです。

休職中の生活には、2段階のステップがあります。
最初のステップは「頭をしっかりと休める」こと。

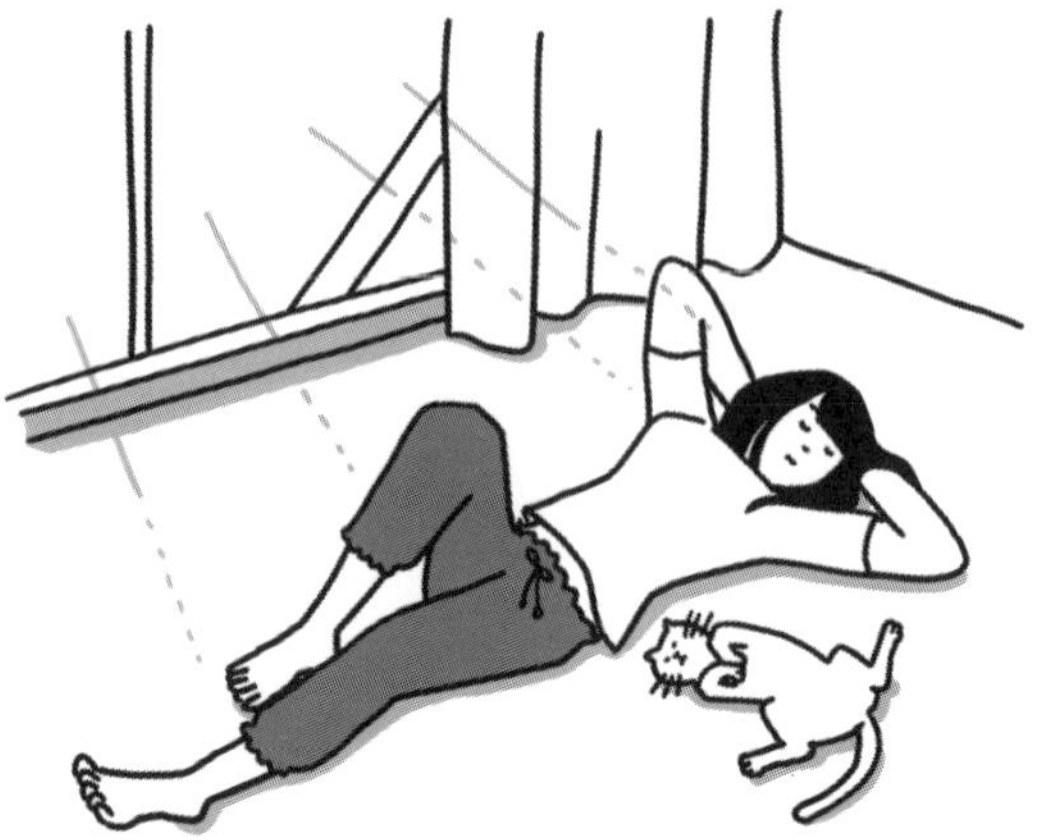

私は、この最初のステップを「ダラダラ期」と呼んでいます。

「ダラダラ期」で大切なのは「思うままに生きる」こと、「欲求のままにすごす」ことです。

誰にも会いたくなかったら、会わなくていいんです。

どこにも行きたくなかったら、ずっと家にいていいんです。

明け方まで起きていて昼すぎまで寝ていてもいいですし、眠れないときは無理して眠らなくても大丈夫です。昼寝だっていつ、何度してもかまいません。

よく「昼夜逆転をして、病状が悪化しませんか？」という質問があります。私たちには体内時計があって、一時的に昼夜逆転しても、病状が安定してくると、必ず元に戻ってきます。ほとんどの人は根が真面目なので、ここまで言っても、規則正しく生活をしようとしてしまいます。本当にしたいようにしていいんです。

一日中ゲームをしていても、何もせずぼーっとしているだけでも大丈夫です。食事も、栄養バランスなど考えなくていいですから、食べたいものを、好きなときに好きなだけ食べてください。1日3食、時間通りに食事する必要もありません。

自分の心と体がほしいまま、あなたの体内時計を信じてすごしましょう。そんなふうに自由にすごすことが、何より頭を休ませることにつながります。

たったひとつ、注意が必要なのは「お酒」です。病院から薬を処方されている場合は主治医からの指示もあると思いますが、薬とお酒は飲み合わせてはいけません。とはいえ、それ以外は何をしてもいいのです。お酒の飲めないフラストレーションは別のもので解消しましょう。

家族と一緒に住んでいるのであれば、家族の生活リズムもあるでしょう。いきなり生活スタイルが変わったあなたを心配したり、戸惑ってしまうかもしれません。病院から帰ったら、「医者からこうすごせと言われた」など、ひと言伝えておくといいですね。
そのうえで、家族と一緒にすごしたほうが落ち着くのであれば、朝食や夕食だけ合わせてみるなど、やりたいように調節をしてみてください。

頭が十分に休まってくると、体内時計も調子を取り戻し、本来のリズムに整っていきます。

スッキリ目覚められる日が増えてくる。体のだるさが軽くなってくる。わけもなく涙が出ることが少なくなる。趣味を楽しむ余裕が出てくる。といった、心身に良い変化が訪れることを実感できると思います。

そうしたら、〝のんびりとした休日のようなすごし方〟に切り替えてみましょう。

朝10時頃に起きて、朝食兼昼食みたいな食事をとり、午後はゴロゴロしてすごし、たまに買い物などに行く。そのうちお腹が空いてきて、晩ご飯の時間になったので食べ、お風呂に入って寝る。

そんな生活サイクルができあがってきたら、次のステップへと移るタイミングです。

休職中の生活　ステップ2
働くための準備をする活動期

無理なく自然に〝のんびりとした休日のようなすごし方〟ができるようになったら、仕事に関しては、職場復帰を考える、または新しい職場を探すなど、そろそろ準備を始めていい頃。ただし、焦りは禁物です。

休職中の生活のステップ2は「ある程度、会社に行くことを想定したリハビリをする」ことです。この期間を「活動期」と呼んでいます。ただ、骨折後もそうですが、どんな疾患もリハビリ期間がいちばんしんどいもの。メンタル不調の場合も、ここが最もきつい山になります。

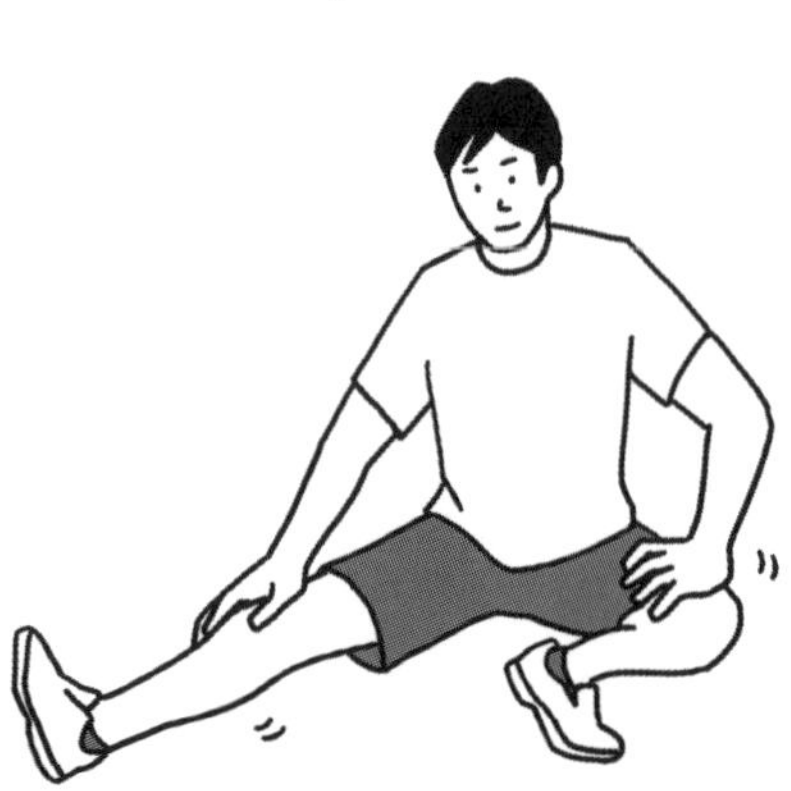

リハビリ期の生活には、3つのポイントがあります。

1つめは、〝生活リズム〟の調整です。

ここでいよいよ目覚まし時計を登場させて、前述の〝のんびりとした休日〟から、〝働く人の平日のすごし方〟へと移ります。

まずは朝、会社に行くときと同じ起床時刻に起きることから始めてください。そして、一日3食、食事の時間もある程度決めます。起床と朝食、昼食、夕食。毎日この4つの時間を意識してすごすことで生活リズムを整えていきます。

それができるようになったら、次は、散歩をしたり、買い物に行ったり、通勤ルートを歩いてみるなど、午前中に体を動かしていきます。

2つめは、〝体力〟の回復です。

体力がないと、せっかく復職しても、月曜日から金曜日まで通勤できません。

週5日、朝から駅の階段を上り下りし、満員電車に乗って会社に行き、会社では座り続けたり、訪問をしたりして、また夕方に満員電車に乗って帰宅する。

仕事に必要な体力は、実は並大抵のものではありません。

ダラダラ期で特に体力は落ちているので、この時期に取り戻すことが大切です。

具体的には、曜日と時間を決めてウォーキングをすることをおすすめしています。誰かとおしゃべりするのが難しいくらいの、早歩きのペースで、週に1〜3回。最初は15分ぐらいを目標にします。ポイントは暑い日も雨の日も、どんな日も、自分で決めた曜日と時間に休まず行うことです。

というのは、これは会社に行くためのトレーニングだからです。「暑いから行かない」「雨だから行かない」というのは、会社では許されません。

慣れてきたら、「午前中に30分歩き続ける」ことと「3時間以上の外出ができる」ことを目指してください。午前中に徒歩30分の場所に行き、本を読んだり、買い物をして帰るのでもかまいません。外で何をするかは自由です。

元の会社への復職を考えている場合には、会社に行っていた頃と同じように、朝決まった時間に起きて支度をし、会社の近くまで行く「模擬通勤」をしてもいいですね。

私は産業医として会社に仕事復帰のお願いをすることもよくありますが、会社が協力してくれる場合には、実際に出社して周りにあいさつだけしてすぐ帰るというのも、復職へのいい訓練となります。

3つめのポイントは、〝思考力と集中力〟を鍛えることです。

「思考力」「集中力」に関しては、**仕事に関する書類や本で勉強することを勧めています。**そこで、仕事に関連する書類や本に触れたときに、頭痛や吐き気がしないか、体に強い拒否反応がないかを確認します。

本や資料を2〜3時間読み、その内容を理解できるようになることが、思考力と集中力がついたという、バロメーターとなります。読んだ内容の要約を作る、おもしろいと思ったところや気になるところを書き出してみるというのもいいですね。

勉強する場所は、できれば会社の近くの図書館やカフェが望ましいです。会社の近くまで行くことで、通勤の訓練になりますし、椅子に座って書類を読んで、自分がどれぐらい集中できるかを確認できます。

慣れてきたら半日できるかどうか、試してみましょう。机に向かって半日勉強できたら、だんだんと復職に近づいています。

休職中でも遊びに行っていい

休職中に遊びに行ったり、旅行している人に対して、「休職しているくせに」と非難する人がよくいます。

これは正直、理解のない言葉だと、とても残念に思います。

私は、休職している人の治療に携わっている立場から、**「遊びに行きたかったり、旅行に行きたいのなら、いくらでも行ってほしい」**と思っています。

遊ぶことにもエネルギーを使いますし、ストレスだってかかります。遊べる、どこかに出かけられるというのは、そこまで気力と体力が戻ってきたという証です。そうして楽しい時間をすごすこと自体が回復の助けともなりますので、大いに遊んでもら

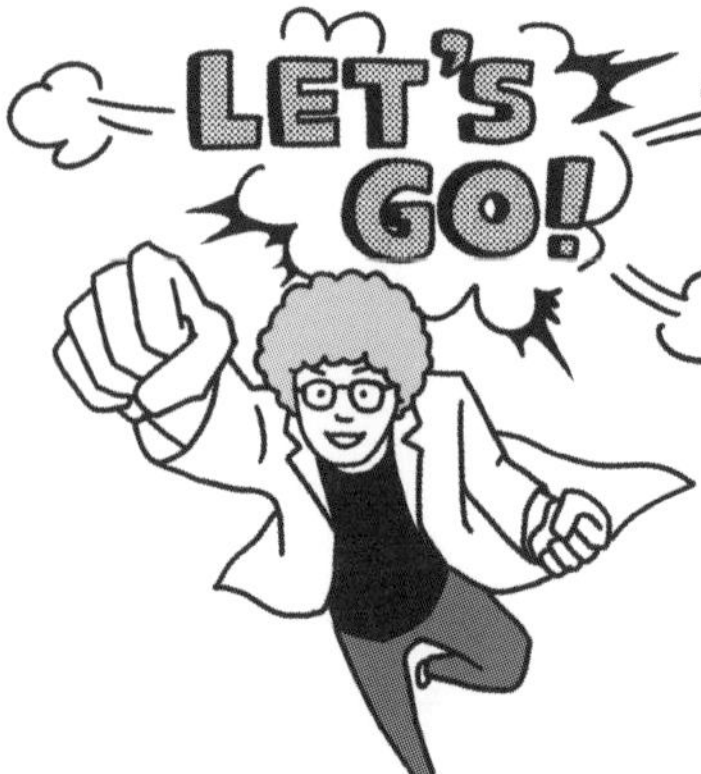

いたいと思います。

「仕事には行けないのに、遊びには行けるんだ」と嫌味を言ってくる人もいますが、仕事で受けるストレスと遊びで受けるストレスの度合いは異なり、当然、仕事のストレスのほうが上。**回復の過程に「遊ぶことはできるけど、仕事はまだできない」というゾーンは必ずあり、それを非難されるいわれはどこにもありません。**まだまだ社会の理解が追いついていないだけですから、あなたも、罪悪感を持たなくて大丈夫です。

とはいえ、どうしても気兼ねしてしまい「遊ぶなんてとても……」という患者さんが多いのも実情です。**そこで私がよく提案しているのは、「まず土日だけ」遊ぶこと。**

前の項目で「活動期」について説明しましたが、真面目な人は、月曜から日曜まで、休みなくリハビリに励まれます。それを、仕事と同じように〝週休2日制〟にして、土日をオフとするのです。

ウォーキングや読書など、リハビリはけっこう大変だったりもしますので、土日は疲れてしまってただ休んでいるだけという人も多いのですが、それはそれでかまいません。〝休日〟なのですから、あなたの好きなようにすごせばいいんです。

2日では足りない、もっと遊びたい、どこかに行きたいということであれば、長期休暇を設けるもよし。リハビリを続けながら、遠慮なく遊んでもらいたいと思います。

ただし、その様子をSNSなどにアップすることには、十分な配慮が必要です。投稿が絶対にダメだというわけではありませんが、それを快く思わない人がいることは事実です。わざわざ周りにアピールするようなことは避けたほうがいいでしょう。

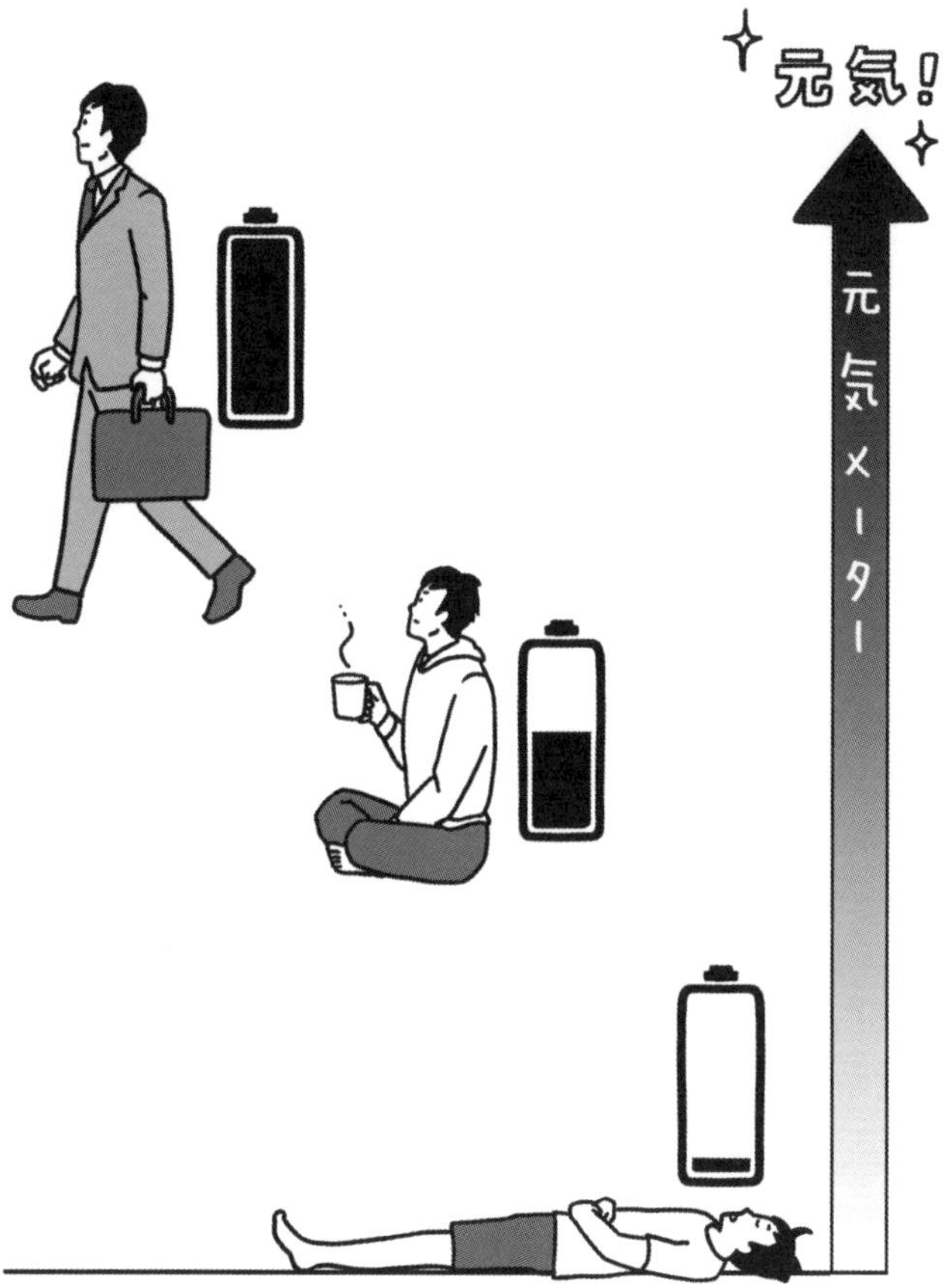
元気！
元気メーター

休職中の転職活動5つのポイント

休職中、ある程度元気になってきたら、「転職をしたい」という気持ちが湧いてくるときもあるでしょう。それと同時に、「ちゃんと仕事に就けるのだろうか」「次のところでもつらい思いをするんじゃないか」などの不安も湧いてくると思います。

まずお伝えしたいのは、休職や退職は「成功体験である」ということです。

あなたは、あなたの心と体のためにその決断をしました。そのことに、自信を持ってください。不安があっても、大丈夫です。あなたが動けば必ず道は開けます。

ここでは、「休職中の転職活動」のための5つのポイントをまとめました。紹介する転職活動のポイントを参考に、焦らず、気負わず、次の一歩を踏み出しましょう。

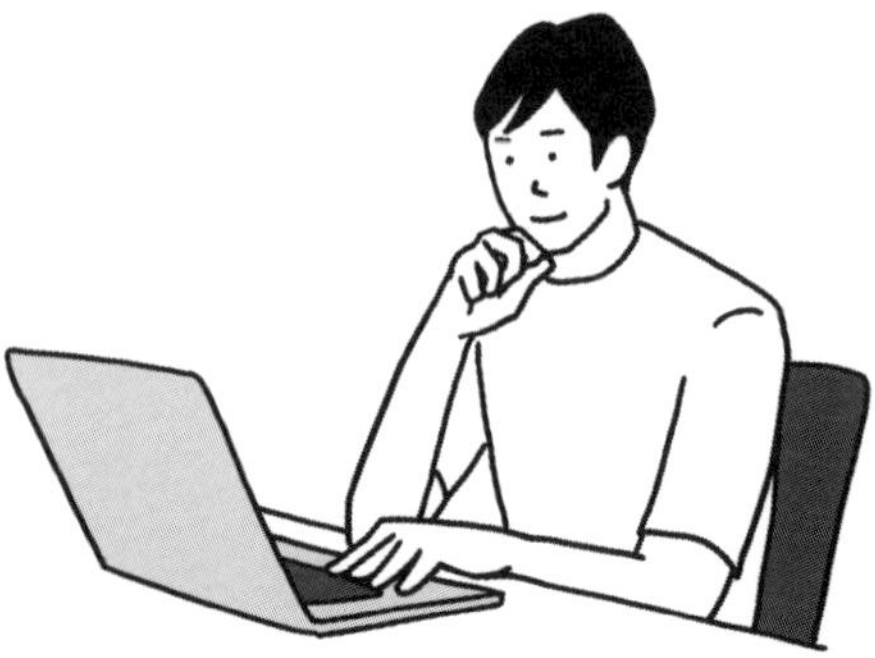

ポイント1　休職中に転職活動をしてもいい

休職中に転職活動をすることは、とてもいいことだと思っています。

「休職中に次の仕事を探してはいけない」と思い込んでいる人は多いのですが、法律で禁止されていることではないですし、今の会社に気をつかう必要もありません。

ただし、転職活動をするに当たっても健康が第一です。履歴書を書くだけでも、エージェントや転職希望の会社に連絡するだけでも、エネルギーがいることですので、**動き出すのは、「活動期」に入ってからにしてください。**

次の会社の目星をつけて動くことは励みになりますし、気になる会社の情報をリサーチしたり、面接に行ったりすることは、それ自体がいいリハビリとなります。

「早く次を決めなくちゃ」と慌てる必要はありませんが、心身のケアと並行して転職活動を続けることはあなたの回復、そして未来にいい相乗効果をもたらしてくれます。

ポイント2　求人票の興味が湧くところをメモする

転職先を探すとき、まず求人サイトなどで求人情報をチェックするかと思いますが、その際、求人票を片っ端から見ていき、**少しでも興味が湧いた会社、気になる職種などをどんどんメモしていくといいでしょう。**

自分の内側から湧いてくる興味や〝好き〟という感覚は、とても大切です。これまでの業種や職種にこだわらず、自分が興味を持ったところに目を向けることで、思わぬ気づきを得られたり、新たな扉が開く可能性が広がります。

ここで、「失敗するかも」とか「この年齢でまったく違う業種に就くなんて」という心配はいりません。結局は、実際に入社して、仕事をしてみるまで、わからないことなのです。会社や仕事が合わなかったら、また違うところに行けばいいだけです。

ひとつ理解してもらいたいのは、**仕事探しに高い目標や、熱い情熱は必要ない**ということです。人生の目的は「健康で幸せな生活を送ること」であり、仕事はあくまでその手段のひとつです。「どうしてもここで働きたい！」と思える人はむしろレア。「とりあえず生活を安定させるため」に職を得る人のほうが一般的です。〝好き〟といっても、**「どうせ働くなら少しでも楽しめそうなところ」**程度の熱量で問題ありません。

ポイント3 「変わらない」ことに価値を置く

転職先探しでは、数ある条件に対して自分なりの優先順位を決めておくことが重要です。私は、優先順位を決める際、「どれだけ働き続けても、変わらない」ものに価値を置くといいと思っています。

例えば、「家からの距離」や「基本給の額」「福利厚生」など、入社してからの理想と現実の差が生まれにくいものを、絶対に外せない条件にするといいでしょう。

もし嫌なことがあっても、自分にとって優先度の高いものが満たされていれば、「でも家から近いから」「まぁお給料はそれなりにもらえるから」などと、納得できます。

やりがいや憧れといった気持ちに関するものはどうしても変わっていくものです。目に見えるもの、数値化できるもので判断をしたほうが、断然ラクですよ。

ポイント4　口コミを重視すべし

今の会社がイヤで転職活動をするときに「次はひどい会社にあたりたくない」「もう失敗したくない」という強い恐怖心で動けなくなってしまう人がいます。

そういったときはいろんな会社の〝口コミ〟を見てみましょう。

私たちは、〝わからないものに対する恐怖〟がとても強い生きものです。それは生き延びるための本能なので、抑えることは難しいのですが、例えば、お化け屋敷でも「ここでお化けが出てくる」とわかっていれば、少し怖くなくなったりしますよね。

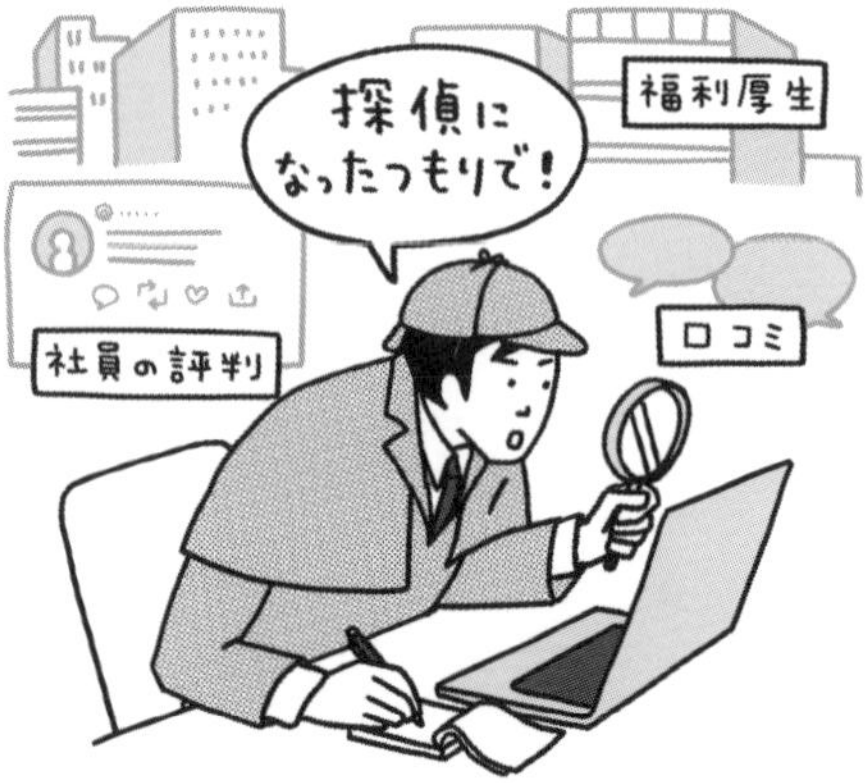

ネットで少し検索するだけで、転職サイトがたくさん見つかります。そこにある口

コミは、あなたの恐怖をやわらげる情報の宝庫。口コミをくまなくチェックして、会社の人間関係や残業の大変さなど、自分が怖いと思うことに対して事前確認をしておくことは、とても重要であり、入社後にも役立つアクションです。

名の知られた企業を調べる場合には、エゴサーチのノリで社員のSNSやブログを探してみるのもいいでしょう。もし見つかったら、その内容だけでなく、投稿時間にも注目をしてください。「いつも遅くまで残業しているみたい」「上司はなかなか優しそう」など、社員の生活ぶりが見えてくると、会社の空気もなんとなくつかめてくると思います。

そのほか、転職エージェントを活用して情報を仕入れるというのも、おすすめです。エージェントはあなたが今まで何を嫌だと思っていて、次はどういうことを重視しているのか、しっかり聞いたうえで、あなたに合った会社を紹介してくれます。無料で利用できるところも多いです。

調べてみて「ムリだ」と感じたらエントリーしなければいいだけですし、「ここならまだましかも」と妥協できるなら、それで進めてかまいません。「事前に知っている」ことが強さとなって、さほどダメージを受けずに対応できるはずです。

ポイント5　転職ブルーに負けない

転職活動で内定をもらったあとに、「本当にその会社でいいのか……」と不安になって内定を辞退してしまうことがあります。これは、〝転職ブルー〟〝内定ブルー〟と名がつけられるほどよくあるケースです。

転職先を探している間は、やっと前の会社から抜け出せるという思いもあり、ポジティブな勢いがついています。

しかし、いざ内定をもらって落ち着くと、気持ちも冷静になり、今度は未来を想像しながら、過去と比べるようになります。「人間関係は大丈夫だろうか」「仕事についていけるだろうか」などの不安や「ひょっとして、前の会社のほうがいいんじゃないのか」という考えもよぎるかもしれません。

特に、休職をして会社から距離を置いていると、心身の回復に伴い「元の職場に戻っても大丈夫かも」と元気が出てくる時期でもあります。

新しい環境への不安感で、「この会社ムリ」という判断を打ち消してしまうのです。

覚えていてほしいのは、その不安は、新しいことにチャレンジするときに、誰にでも起こる、ごく当たり前の感情だということです。それは一過性のもので、時が経ち、出社し始めたらきれいさっぱり忘れられる感情です。不安や迷いが生じても、その感情に流されず、じっと耐え抜いてほしいと思います。

とはいえ、ひとりで耐えるのはしんどいですから、**転職経験のある人と話し、悩みを聞いてもらったり、話を聞かせてもらうといいでしょう。**同じ経験をした人と思いを共有することは、深い共感と安心につながります。

また、入社してしばらくは、定時か、ある程度早い時間に帰れると思いますので、**帰ったら何をするか考えておくのもおすすめです。**美味しいお店を開拓する、ジムに行く、映画を観るなど、ふとした時間でいらぬことを考えないようにしましょう。

そのほか、次の会社に行くまでの期間に、旅行をしたり、習い事を始めたり、資格取得を目指してみるというのもいいですし、1章P30で紹介した、「自分の軸」を思い出すための「好きなこと、好きなもののリスト」を活用して、気分を上げたり、リフレッシュするのもおすすめです。**いろいろな方法で気分転換をはかりながら、次のステップに向けて、乗り切ってもらえればと思います。**

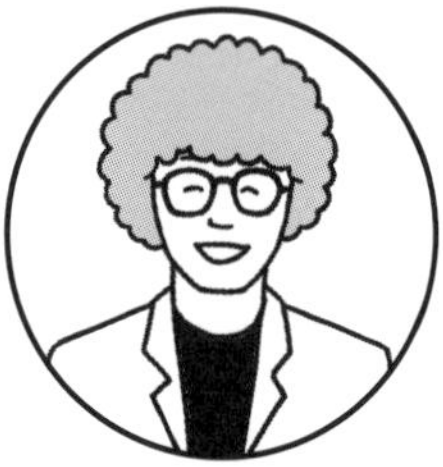

幸せって意外と
身近にあるよね。

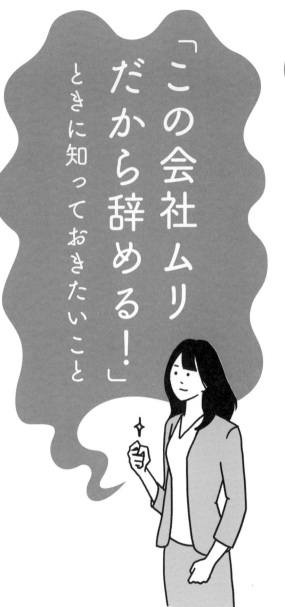

6章

「この会社ムリだから辞める！」ときに知っておきたいこと

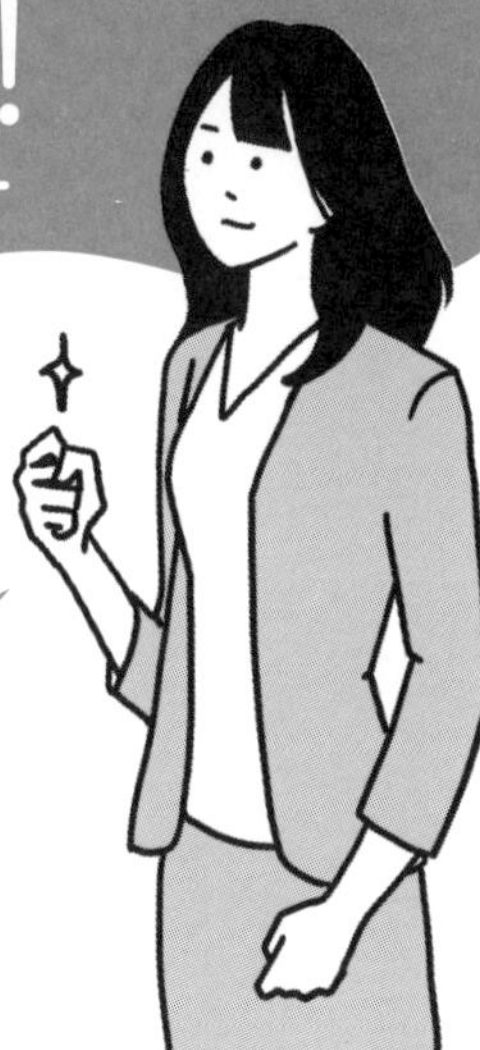

最も目指すべきは表面的な円満退職

いよいよ退職の準備をするときに真っ先にすることは「退職届」を書くことでも、上司にアポイントを取ることでもありません。

「何があっても表面的な円満退職を目指す」と心得ることです。

正直に退職の理由を言って、有給の残りを消化し、すんなり辞められる会社なのであれば、この章は読まなくても大丈夫です。

ただ、あなたに「この会社ムリ」と思わせた会社が、円満に退職をさせてくれるとは思えません。上司は全力であなたを引きとめにくるかもしれませんし、もしかしたら嫌がらせにあうかもしれません。

なるべく揉めずに会社を辞めるポイントについてお伝えします。

上司や同僚から責められるような「感じの悪さをみせない」ことと、もし責められるようなことがあっても「受け流せるしくみ」をつくることが大切です。

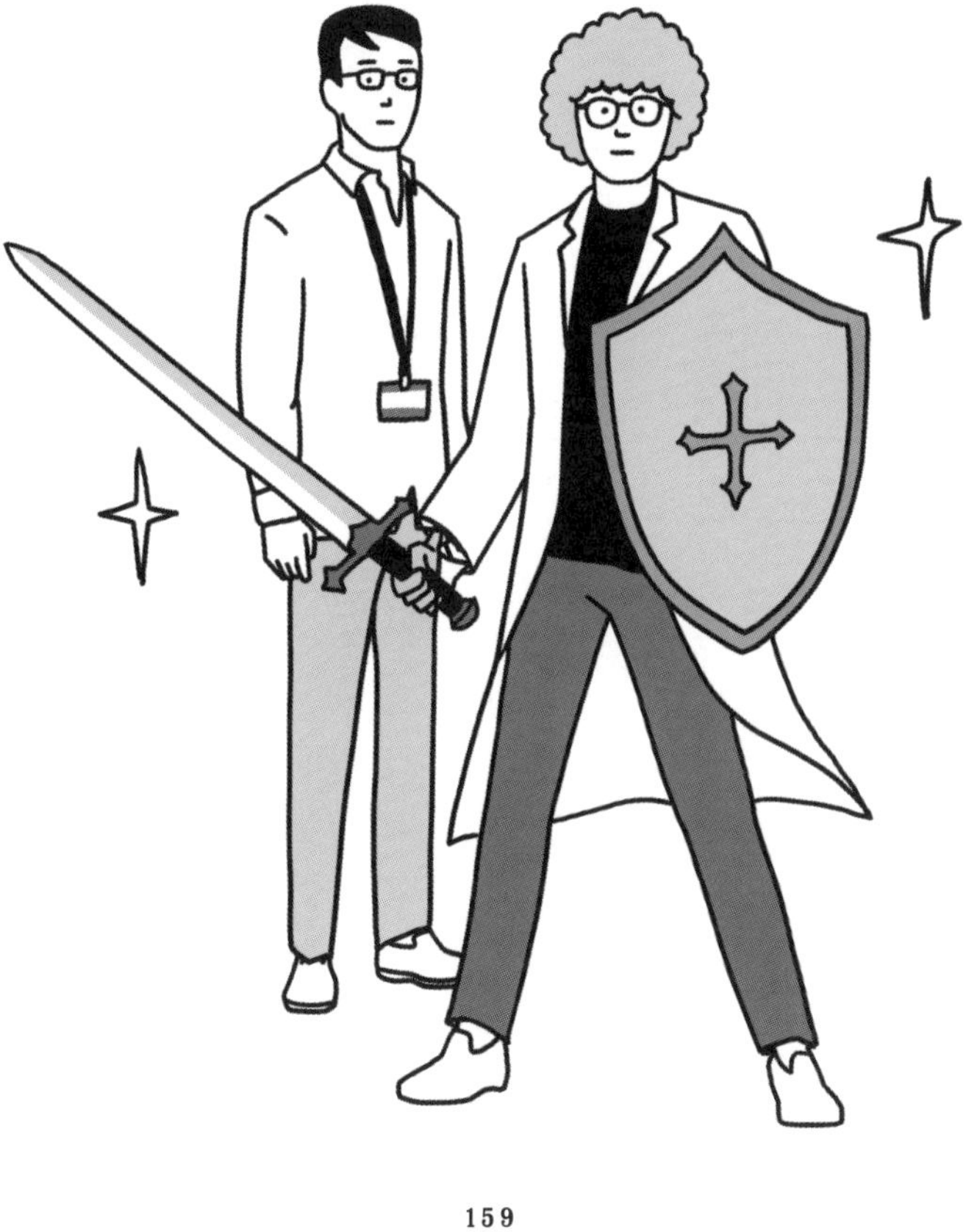

ステップ0 就業規則を確認する

従業員数が10人以上の会社には必ず就業規則があります。

そこには残業規定や就業時間規定、有給休暇、特別休暇、退職時のルールなどが細かく指示されているので、退職時には確認をしましょう。

これらは細かい文字で記されていることが多く、できれば、退職を考える前の元気な時期に読んでおくほうがいいので、ステップ0としました。

配布をされていない場合でも、社内の見やすい場所に掲示・保管されている、パソコンの共有フォルダに入っているなど、社員がいつでも見られるようにすることは、法律で義務付けられています。上司や担当者に「就業規則を確認させてください」と伝えることは悪いことではありません。

覚えておいてほしいのが、就業規則はあくまでも会社のルールであり、事業主からの「お願い」に留まるということです。 守れなかったら法律違反になるわけではなく、あくまでも法律が優先されます。

例えば、「退職時期に関しては、退職届が受理されてから3ヵ月後とする」と就業規則に書いてあった場合、1ヵ月後では退職できないのかというと、そうではありません。

法律上は2週間前に退職届を出せば辞めることができるのです。

私は表面的な円満退職を目指していただきたいので、なるべく就業規則の定める通りに退職届を準備したほうがいいと思います。

しかし、心身の不調によって、どうしても業務を続けることができないのであれば、あなたの体を最優先にするのは当然です。

会社を辞めるための最終手段としては、退職代行のサービスもありますし、何を言っても退職届が受理されない場合は、内容証明郵便で退職届を送ることもできます。

これからお伝えするステップを踏んでも、辞められない状況になってしまうかもしれません。そんなときは表面的な円満退職を諦めて、最終手段をとりましょう。

ステップ1　会社に納得してもらえる退職理由をつくる

会社と揉めずに退職するために最も大切なこと。それがこのステップ1です。

退職理由をつくるポイントとしては、「この理由なら会社としてはどうすることもできない」と思わせられるかどうかです。

すでに休職中ならば「休む期間も長くなってきて、このままじゃ回復も見込めないので退職します」と正直に言ってもいいでしょう。

しかし、今まで問題なく働いてきた（少なくとも会社はそう思っている）人が突然「労働条件が悪いので辞めます」「あの人のパワハラにはもう耐えられません」など、正直に言ったら、関係が悪くなることは避けられません。

どうしても「会社が悪い」と糾弾したい場合は、辞めることを決心するより前に、部署異動などの交渉の際に伝えましょう。もう改善の見込みのない会社には、黙って「表面的な円満退職」を目指したほうが、余計な労力をかけずに済みます。

退職理由としておすすめなのが「結婚」「親の介護」「友人との起業」です。

・結婚をすることになり、パートナーが仕事を辞めてほしいと言っている
・実家の手伝いをすることになった
・会社を辞めて介護してほしいと言われた

いずれも会社が何と言おうと変えられない家庭の事情です。

もしくは「友人に誘われて起業をすることになった」などと、**自分ひとりの問題ではなく、それに関わる人間がいることを感じさせるといいでしょう。**

「もう転職先が決まっています」というのも悪くはないのですが、やはり会社に不満があって転職活動をしていた背景が見えてしまうので、人によっては「感じが悪い」と捉えられてしまうかもしれません。「表面的な円満退職」にならないようであれば、別の理由がいいでしょう。

これらの理由は全て、つくり話です。でもそれを追及できる人はいません。

どうしても嘘がばれるのがまずいのであれば、辞めたあとに「突然、結婚がなくなった」「別の人に親の介護をしてもらえるようになった」ことにすればいいのです。

「嘘をつくのは気が進まない」という人もいますが、正直なことを話して会社から嫌がらせをされる可能性があるなら、それは避けるべきです。

退職届を出してから退職をするまでに約1～3ヵ月は会社に通うことになります。その間に「どうせ、うちの会社に不満があるんだろ」とか「転職先が決まってていいよな」などと嫌味を言われたり、そのような態度をとられたりしては、あなた自身の心がすり減ってしまいます。嘘も方便なのです。

会社としてはどうすることもできない退職理由をつくることで、**「私は会社に不満があるわけではありませんが、周りの人の都合もあってやむなく辞めるのです」というスタンスで、嫌味をかわすことができるのです。**

自分よりも先に円満退職をした人の理由を真似てみるのもひとつの方法です。

もし信頼のおける人で、退職後も縁をつなげたい人には「何かいい退職理由はないかな」と相談したり、「こういう退職理由にするけど、退職後もあなたとは仲良くしたいから本当のことを話すよ」と正直に話しておくとよいでしょう。

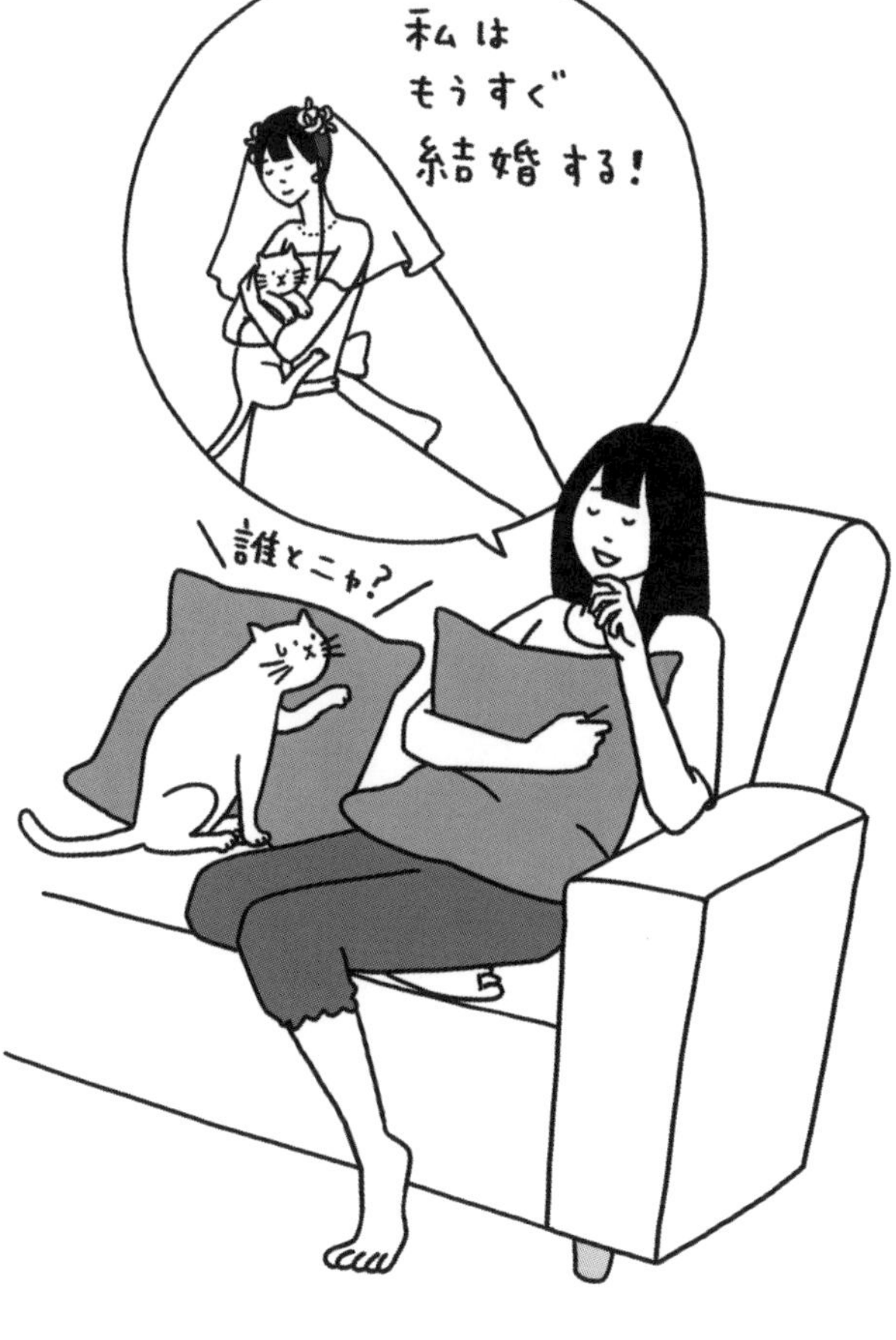
私は
もうすぐ
結婚する!
誰とニャ?

ステップ2 退職日を心の中で決めておく

退職理由を考えたあとは、退職日を決めましょう。

退職日を決めることは大切なポイントで、これをきちんと決めないまま、退職の意思を伝えた場合、会社の都合でずるずると退職日を延ばされる場合があります。

また、退職日を公表することで、周りから不要な攻撃を受ける可能性もあります。そっと心の中で決めておいて、就業規則に合わせたタイミングで、退職届を提出しましょう。

心の中で決めておく退職日の目安は、早くても3ヵ月先を勧めています。

もちろん、賞与を待ってから退職したい場合はそれ以上先になるかもしれませんし、

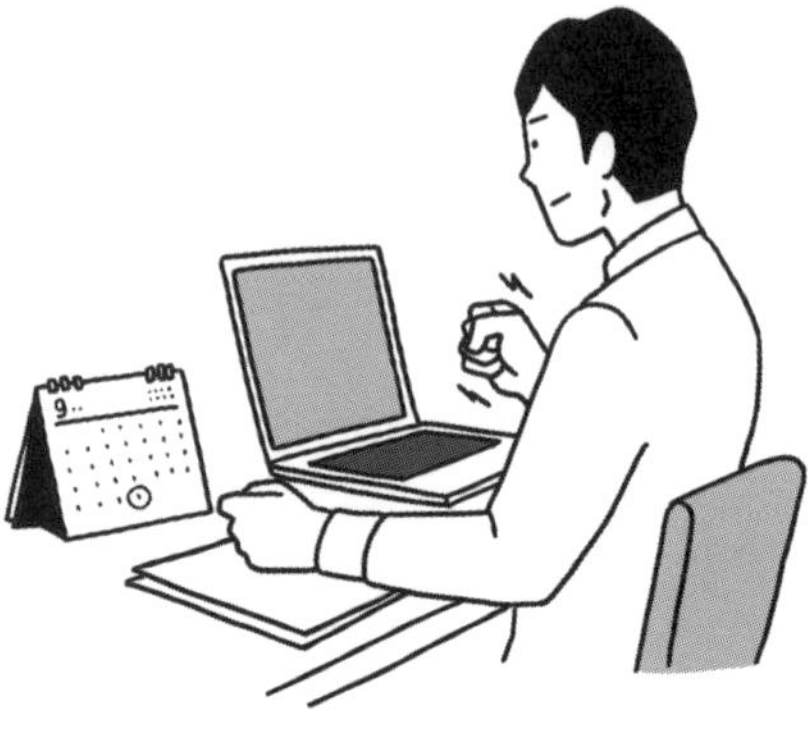

もうこれ以上働くのが難しいのであれば、最短は2週間です。

でも、私はなるべく有給休暇を消化してから辞めてほしいのと、**6ヵ月の残業記録を残してほしい**という気持ちがあります。

有給は残っている人は20日くらいある人もいるので、引き継ぎをして、有給をとったら3ヵ月なんてあっという間だと思います。残業記録についてはP168からのステップ3で詳しくお伝えします。

退職日を決めると、少し気持ちが落ち着いてくるものです。心の中で退職日を決めたなら、退職届を出して、最終出勤日を迎えるまでは、なるべく穏やかに、にこにこと仕事ができるとベストです。

退職で揉めるか、揉めないかを決めるのは、結局は人間関係。ギスギスした中で退職届を出すと、最終出勤日まで、嫌な空気を引きずることになります。

多少の理不尽はぐっと耐えて、大人な対応をすることが、そのあとの身を守ることにつながります。どんなに長くてもあと数ヵ月の関係性なのですから。

ステップ3
退職日からさかのぼって半年間の残業記録を入手する

退職理由を決め、退職日を確定したら、退職予定日からさかのぼって半年間の残業記録を入手しましょう。例えば、9月いっぱいで退職すると決めた場合、4月からの残業記録をチェックするということです。この作業は慌てず、退職するまでにやっておけば問題ありません。

なぜ記録をとるのかというと、退職直前の半年間で次のいずれかに該当した場合、ハローワークで**特定受給資格者**に認定されます。

①100時間以上の残業をした月が1ヵ月以上ある
②連続する2ヵ月で残業時間の平均が80時間を超えている
③45時間以上残業した月が3ヵ月以上連続で続いている

これらは「過労死のライン」にあたるため、自己都合の退職でも、会社都合の退職扱いになります。

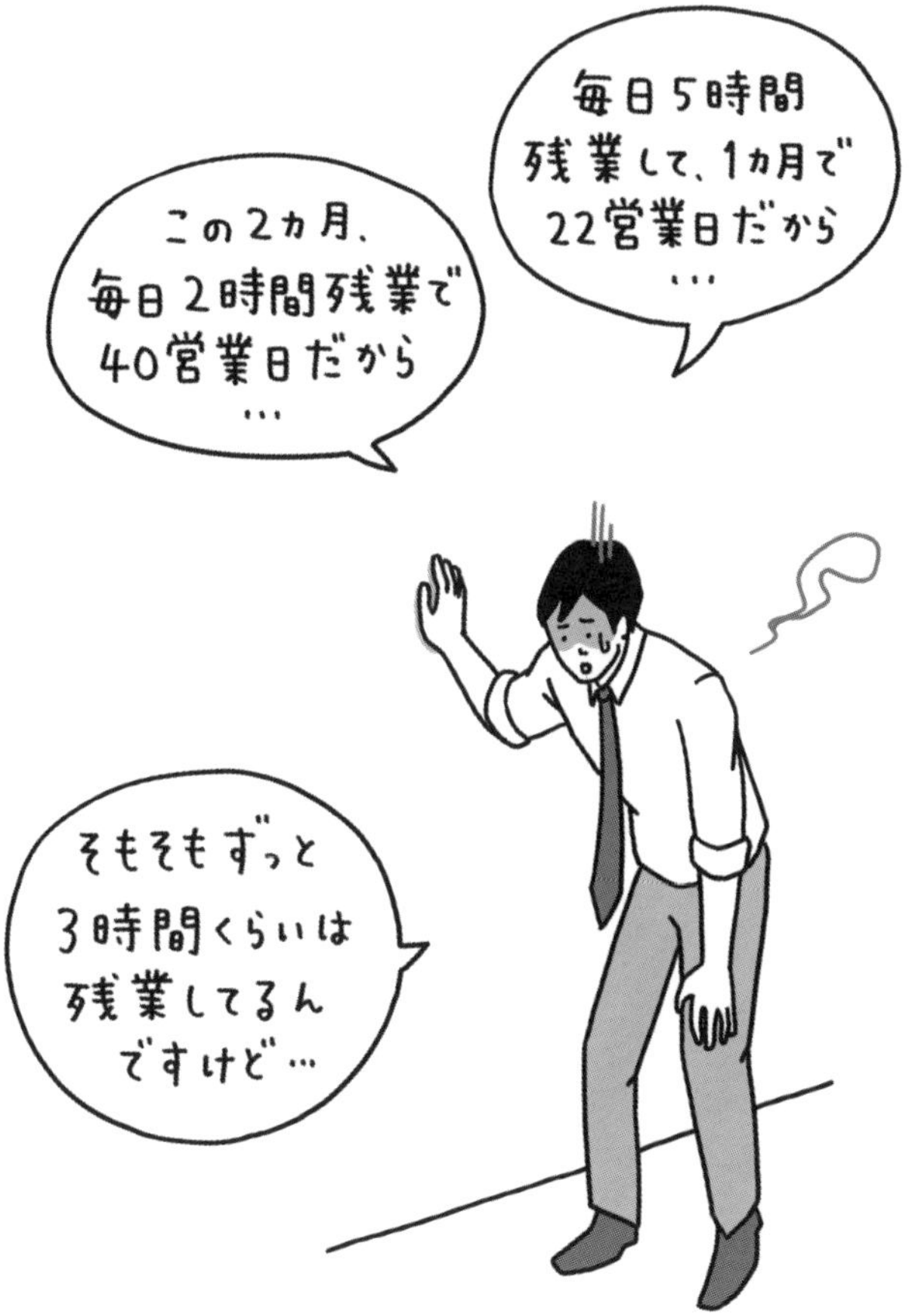
毎日5時間残業して、1カ月で22営業日だから…
この2カ月、毎日2時間残業で40営業日だから…
そもそもずっと3時間くらいは残業してるんですけど…

自己都合の退職では給付制限がかかるため、失業給付金（雇用保険に入っている人が、健康で働くことはできるけど、仕事が見つからないときのための制度）が振り込まれるのに、2～3ヵ月程度、待たされることがあります。

一方、会社都合の退職では、給付制限がなくなり、失業給付金も早期に振り込まれます。さらには、年齢や働いていた期間によっては、失業給付金を受給できる期間も、自己都合の退職より長くなるのです。

特定受給資格者に認定されるためには、正式な証明が必要です。給与明細が保管されていればそれでもいいですし、給与明細に残業時間が記されていない場合や、給与明細を保管していない場合は、担当者に労働記録を提出してもらいましょう。

また、退勤のときに会社の時計を写真に撮るなど、自分でとった記録の場合も原則、証明になります。

さらには、うつ病などの疾患が原因で退職する場合は**特定理由離職者**となり、傷病手当（社会保険に加入する人が、ケガや病気で働けなくなった場合に保障される公的な制度）の対象になるほか、失業給付金も先ほどと同様に給付制限がなくなり、早期に振り込まれます。（傷病手当についてはＰ１７４も詳しくお伝えします）

この場合は主治医の診断書をハローワークに提出する必要があります。

ただし、「精神障害者保健福祉手帳」の発行や申請をしていれば、ハローワーク職員の判断にもよりますが、特定理由離職者ではなく就職困難者の扱いになりやすく、失業給付金の受給できる期間が最大３６０日まで延長されることがあります。

特定受給資格者や特定理由離職者に認定されると、こうした手当の優遇のほか、自治体によりますが、保険料の軽減される場合もあります。

退職するときには忘れがちなのですが、退職後の保険料が負担となるケースは少なくありません。

こうした制度の存在を知らない人が非常に多いのですが、労働者の正式な権利なので、罪悪感を持たずに淡々と書類を集めてください。

用語について

特定受給資格者
倒産・解雇等の理由により再就職の準備をする時間的な余裕なく、離職を余儀なくされた人。（健康だけど、「過労死のライン」まで働きすぎたため、再就職の時間がなかった人も対象になる）

特定理由離職者
特定受給資格者以外の人で、労働契約が更新されなかったこと（契約社員の雇い止めなど）、その他やむを得ない理由により離職した人。（心身の病気などで休職後に、退職をした人も対象になる）

就職困難者
高年齢者、障害者、母子家庭の母など、就職するのが困難な人。（精神障害により「精神障害者保健福祉手帳」を取得している人も対象になる）

失業給付金
雇用保険に入っている人が、健康で働くことはできるけど、仕事が見つからないときのための制度。ハローワークから支払われる。

傷病手当
社会保険に加入する人が、ケガや病気で働けなくなった場合に保障される公的な制度。保険者（協会けんぽや保険組合）から支払われる。

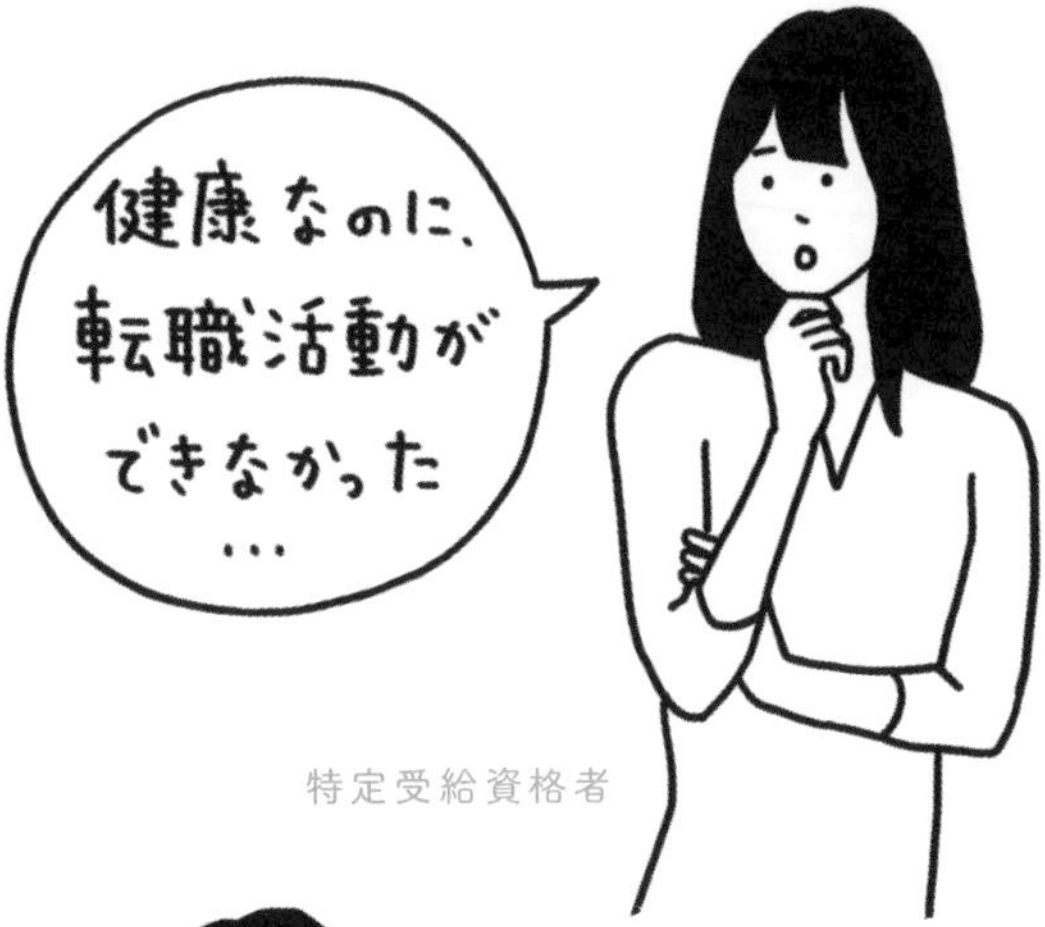
健康なのに、転職活動ができなかった…

特定受給資格者

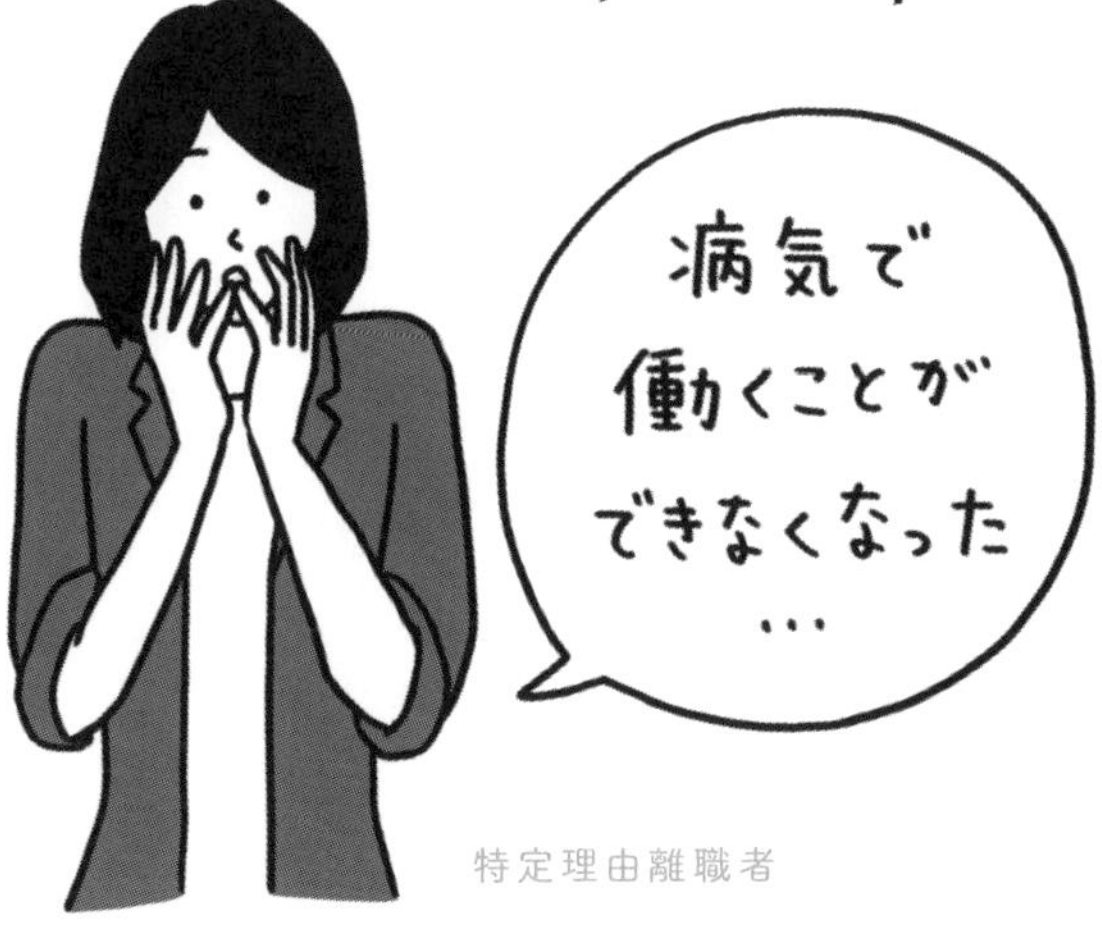
病気で働くことができなくなった…

特定理由離職者

傷病手当を正しく知ろう 体調を崩した際の強い味方

体調を崩して、休職・退職をする場合の強い味方が、傷病手当です。

傷病手当とは、社会保険に加入する人が、ケガや病気で働けなくなった場合に保障される公的な制度です。

以下の4つの条件を満たせば、傷病手当を受ける資格が得られます。

①業務外の療養を要する病気やケガであること（仕事や通勤途中での病気やケガは傷病手当ではなく、労働者災害補償保険の給付対象）

②病気やケガの療養で仕事に就けないこと（自己や家族判断は対象外。医師の判断が必須）

③連続する3日間を含み、4日以上仕事に就けなかった（休職最初の3日間は待期期間。待期期間3日は有給、公休、欠勤も認められるが連続していることが条件）

④病気やケガで休んでいる間に給与の支払いがない（給与が支払われている場合は対

象外。給与の一部が支払われている場合は、傷病手当から給与支給分を差し引いた額が支給される）

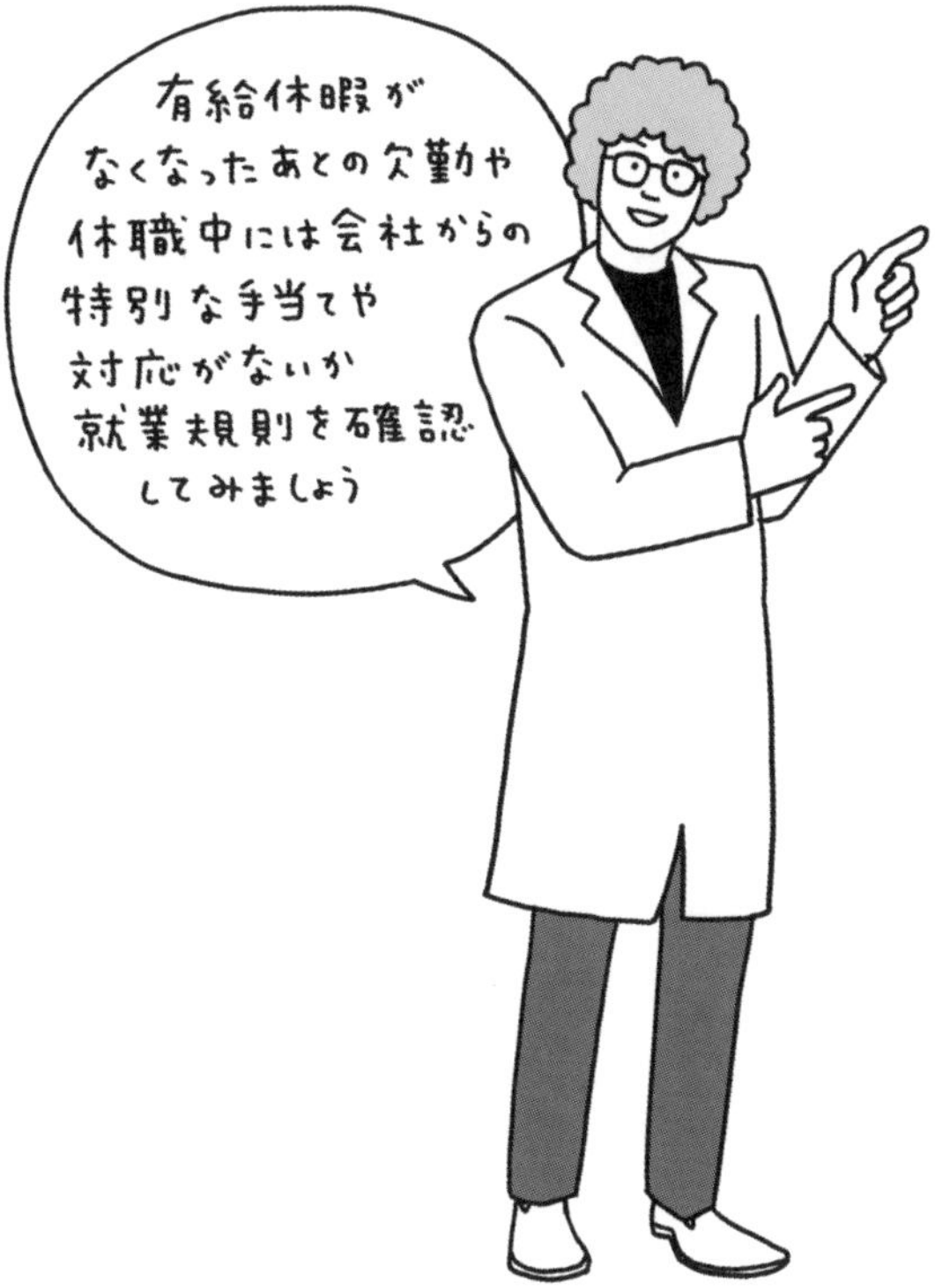
有給休暇が
なくなったあとの欠勤や
休職中には会社からの
特別な手当てや
対応がないか
就業規則を確認
してみましょう

支給額は、支給開始日より前の12ヵ月間を標準報酬月額として定めたうえで、それを30で割って、日給を出し、その金額の3分の2が支給日額になります。

支給期間は、開始日から最大1年6ヵ月です。

傷病手当金を受給するときは、まず支給申請書を、会社の総務や人事部から直接もらうか、郵送してもらってください。

4枚つづりになっており、その内訳は、あなたが記入する用紙が2枚、会社が記入する用紙が1枚、主治医が記入する用紙が1枚となっています。

各所に書類を記入するように依頼して、4枚の書類ができたら、保険者（協会けんぽや保険組合）に傷病手当金の支給申請をします。この申請は、一般的には会社を経由して行いますが、どうしても会社が対応に慣れていないなどであれば、あなたが直接郵送でやり取りしても問題ありません。

また、休職時から傷病手当を受け取り、そのまま退職した際も、次の2つの条件を満たしていれば、引き続き期間内の支給を受けられます。

①退職日までの勤続年数が1年以上であること
②退職時に傷病手当を受けているか、受ける条件を満たしていること

ちなみに、傷病手当金はケガや病気などの体調不良によって、仕事ができないことが前提で支払われるお金です。

一方、失業給付金は、健康であり、次の仕事ができることが前提で支払われるお金です。

健康かどうかによって扱いが変わるため、2つの支払いを同時に受けることはできません。そのため、退職後に傷病手当金を支給されている間に、体調がよくなり仕事を探していくとなれば、失業給付金に切り替える手続きが必要です。

失業給付金についてはハローワークで相談しましょう。

圧をかけて引きとめてくる上司への対応

退職の意思を示すと、あれこれ理屈をこねて退職を引きとめる上司が出てきます。
「今辞めたら、これまでの頑張りが無駄になるけど本当にいいのか？」（ずるい系）
「お前みたいなやつがほかの会社でうまくやれるはずがない」（パワハラ系）
「部署を変更するからもう少し頑張ってみないか」（寄り添い系）
などと、言葉巧みに揺さぶりをかけてくるのです。
引きとめる言葉が、ずるい系でもパワハラ系でも寄り添い系でも、基本は全て同じ。
あなたを会社から辞めさせないための方便です。
もちろんそこでじっくりと考えて、会社にとどまることも選択肢のひとつですが、**こうした言葉に心を揺らして、退職をしない判断をするのは、おすすめしません。**
あえて言い返すなら、「今辞めても、これまでの頑張りが無駄になること」はありません。「ほかの会社でもきちんと仕事はできます」し、「今、部署を変更できるなら、もっと前からあなたの部署変更は可能だった」はずなのです。

いざ退職の意思を見せてようやく希望が通るのはとても危険な兆候です。

そもそも会社は、あなたが退職を考えるほど苦しんでいることに気づいていなかったのか、あるいは気づいているのに何もしなかったのか、ということになります。なので一時的に業務量を減らしたり、部署異動をしたとしても、それが続くとは考えづらいです。そうなったときに会社への不信感はかなり強まります。

こう考えると、上司が発する引きとめるための言葉はその場しのぎのものばかりに感じます。

実はこのように退職を拒んでくる心理として**「自分もこれまで仕事や会社に苦しんできたのだから、あなただけがそこから逃げるなんて甘い、許せない」**という考えがベースにあります。あるいは、**管理職の自分の評価が下がらないように必死なのかもしれません。**

ですから、そんなふうに引きとめる上司に遭遇したら、

「すみません。仕事を任せっぱなしにしてしまって」

「おっしゃるとおりです」

などと受け流して、かわすことが大事です。

また、ステップ1の「退職理由」の効力がここで試されます。家族の要望で退職する設定なら「仕事は続けたいんですけれど、家族に言われて仕方なくて……」と言えます。こんなときのためにも「退職理由」をじっくりと考えることが大事です。

いずれにしても、退職の意思を表明したら、上司による引きとめは多かれ少なかれあります。

あまり深く考えずに笑顔で感じよくかわすことが正解です。もしも、悪質な引きとめにあった場合の手段はＰ１８６「何が何でも会社を辞められる方法」で紹介します。

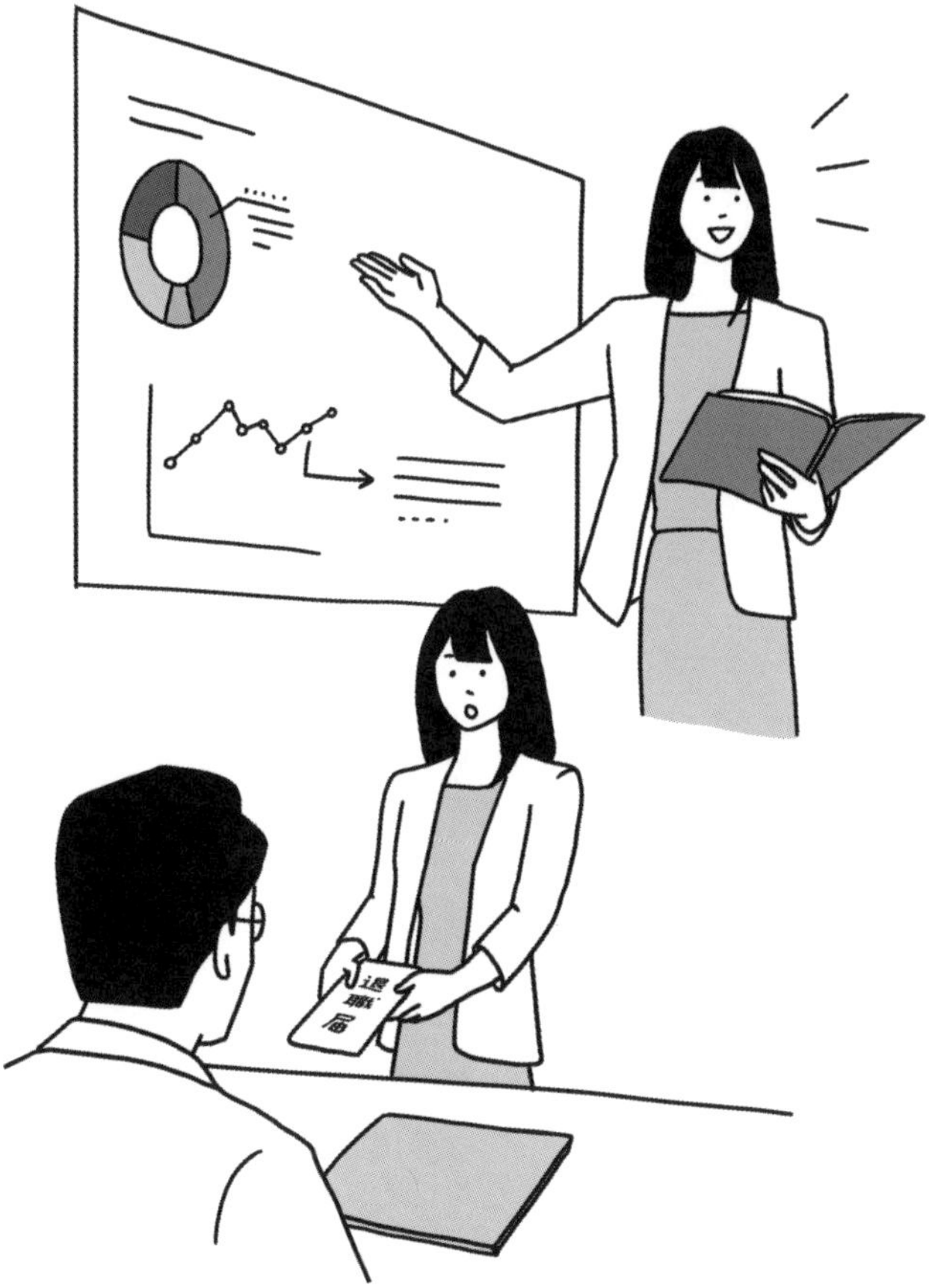
退職届

有給休暇を阻まれたときの対応

Ｐ１６７で「退職までに有給休暇を消化する」とお伝えしましたが、会社によっては有給消化をしにくい、「有給を取りたい」と言いにくいケースがあります。それ以前に、自分の有給の日数を確認できない、確認したいと言い出せない人もいます。

残りの有給の日数を確認することは、旅行の計画を立てるときや、欠勤にならないために把握をしておくことなので、ごく当たり前のことです。

一般的には会社側にも何とも思われない行為ですが、有給消化率の低い会社では「残りの有給数を聞くことで退職すると予想されるのではないか」と不安になる人もいるようです。あまり神経質にならずに、さらっと確認してください。

とはいえ、有給取得の申請時に「有給を取って辞めるなんてことはないよね」とか「有給取得はあり得ない」などのプレッシャーをかけられたり、そもそも有給などないかのように、有給消化については何も言わない会社もあるようです。

そうした状況下でも、あなたが自分の権利を守りたいと思うなら、**有給日数についての会社とのやり取りは口頭ではなく、必ずメールにしましょう。**口頭のやり取りでは言った・言わないが問題になりがちですが、メールの文言が残っていれば、あとで「このときにこういうやりとりがあった」という証拠になります。

例えば「有給が○日残っているので、退職日までの○日は有給扱いにさせていただけませんか?」とメールで送っておいて、質問の答えを残しておくのです。

そのまま労働基準監督署に相談に行くのもいいですし、そういうやりとりを書面で残そうとすれば、会社から「じゃあ有給をとっていいよ」と言われる場合もあります。

あとは自分の気持ち次第ですが、有給のことで会社とたたかうのは精神的に苦痛という場合や、最後に揉めたくないと考え、有給なしでも頑張れそうなら、会社の言うとおりに有給消化はせずに退職日を迎えるのもありです。企業によっては、有給をお金に換えてくれる会社もあるようなので、ダメ元で聞いてみるのもいいでしょう。

会社の空気に振り回されず、「有給を消化したい」と伝えるのか、有給は諦めて平穏をとるのか、主導権を握るのはあなたです。

とにかく書面で残して嫌がらせを防ぐ

「有給休暇の消化が認められない」「とにかく仕事を押し付けられる」「嫌なことを言われるようになった」など、退職届を出してから嫌がらせにあった場合は、とにかく書面で残すようにしましょう。

もし相手が口頭で済まそうとした場合は、

「その旨を書面で残して、確認をしたいと思いますので、のちほどメールをします」

と、今までの会話をメールで再現をすると記録自体は残ります。

これはかなり相手にも圧を与えることになるので、「表面的な円満退職」にはなりませんが、あなた自身に実害を被っているのであれば、話は別です。もうこれ以上、

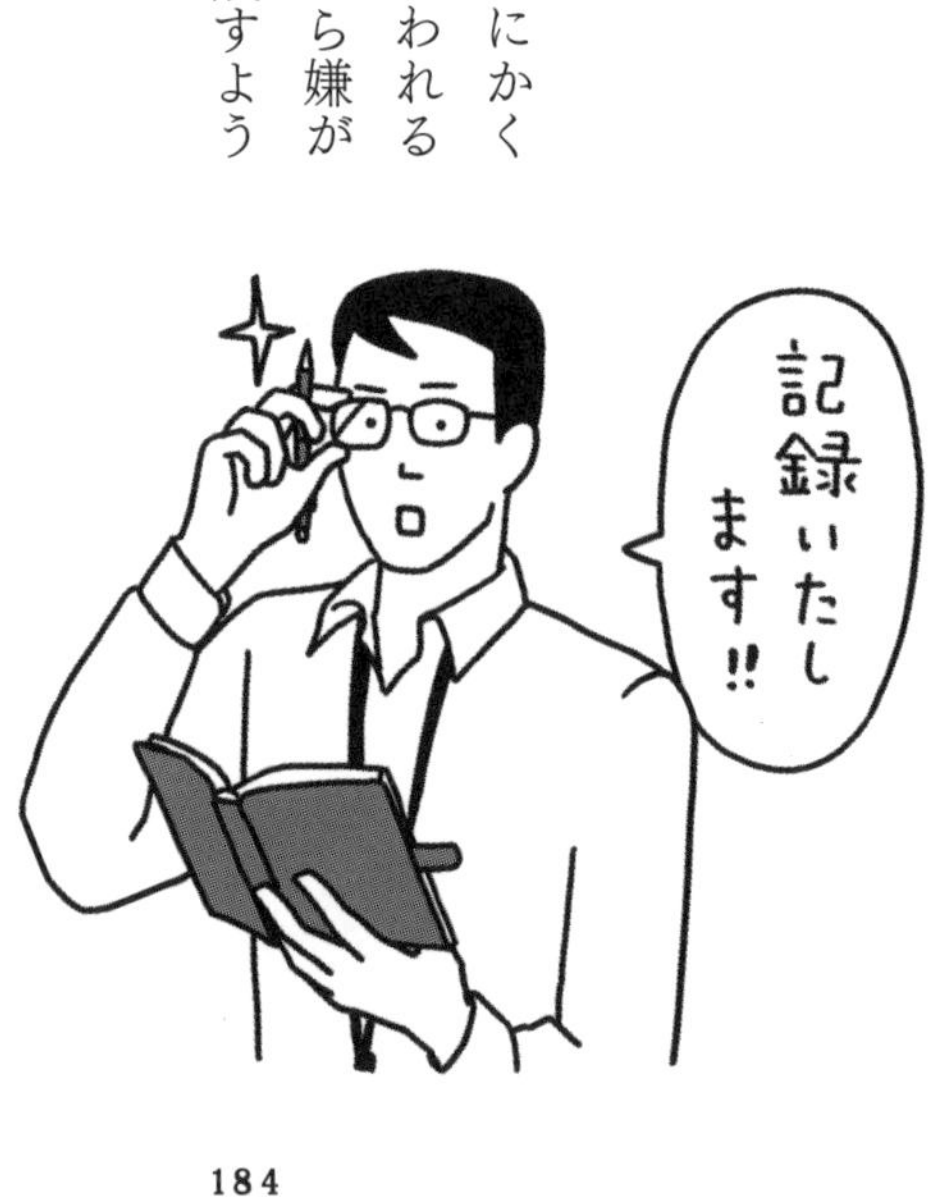

相手との関係性が良くなることはないと割り切って、機械的に対応をするのです。

相手の話をそのまま聞き返す、確認をするというのも、相手には圧を与えます。

「有給消化は認められないのですね?」

「その仕事をすることで、1ヵ月の時間外労働が45時間を超えますが、それでもやらなくてはいけないということですね?」

繰り返すことで、〝この発言には裏がある〟と相手に感じさせるのです。

ただ、これらの態度で相手が引くこともあれば、さらに逆上させてしまう場合もあります。その場合は早く逃げましょう。もう「その会社は本当にムリ」です。

「体調が悪くなったので、本日は早退します」と会社を出て、相手の言動を記録しておき、もう二度と出社をしない。それでもいいのです。

ここまでたたかってこられたのであれば、かなりあなたの心も強くなっているはずです。どこの会社でもやっていけます。

最後は労働基準監督署に駆け込む何が何でも会社を辞められる方法

どうしても会社が怖くて辞めたいと言い出せない、会社の理不尽さに負けてしまいそう、という場合、または退職届を出したのに受理されない、退職届を出してからひどい嫌がらせを受けるようになったなど、どうしても耐えられないときは、最終手段になりますが、**思いきって会社に行かないという方法もあります。**

この章で言い続けた「円満退社」からは離れてしまいますが、出社せずにいれば、退職は認められます。**退職届を内容証明で郵送して、２週間は有給や、欠勤で休んでしまえば、もう会社に行かなくてもいいのです。**

それでも、会社が就業規則などを提示して退職を認めてくれなければ、迷わず、労働基準監督署を訪ねてください。

労働基準監督署と聞くと、ハードルの高いイメージがありますが、**区や市役所に行く感覚で利用可能な身近な組織です。**かしこまった建物でもありませんし、スタッフも丁寧に相談に乗ってくれます。

役所に行くと、定期的に法律相談が開催されていますから、そちらで相談をするのもいいでしょう。法テラス（日本司法支援センター）のオンラインや電話無料相談というのもあります。

料金もかかりますし、ハードルが高くなってしまうかもしれませんが、弁護士や退職代行業者に相談するのも有効です。

「この会社ムリ」と言ってしまう背景には、いろいろと相談に乗っている私ですら聞いたこともないほど、悪条件の環境や人間関係の問題もあります。

法律を破っているのは会社のほう。もうこれ以上、あなたの心と体をすり減らすことはしなくていいのです。

ほかの人に任せてしまうというのも、選択肢のひとつです。

会社にしがみつくことであなたが失う5つのもの

長引く会社からの引きとめに疲れて「会社に残ってもいいかな」と考える場合もあるかもしれません。もちろん、会社に残る結論も悪くはありませんが、その判断は会社とのやり取りでエネルギーが切れて、疲れからきたゆえの判断ではありませんか？いま一度冷静になって、このまま仕事を続けることであなたが失うものを考えてみてください。私は辞めたい会社に居続けることで、失うものが5つあると思います。

①健康

ストレスで良質な睡眠が取れずに、心身がむしばまれていきます。精神的に追いつめられるのはもちろん、ストレスを解消しようと、お酒やたばこなどの嗜好品の量が増え、食べる量も増えてしまいます。

家に引きこもることが多くなり、外に出る回数は減るので、体重増加や肌荒れなどの問題も出てきます。今より確実に健康が失われるのです。

②お金

会社を辞めて転職するまでの間のお金の心配をする人は多いのですが、実はストレスフルな会社に居続けることで、お金は減っていくのです。

溜まったストレスを解消するために暴飲暴食をしたり、ショッピングに走ったりと、精神的に安定しているときより確実にお金を使ってしまいます。人生全体の支出を考えると、この期間のストレス解消費はかなり高額であると思います。

③人間関係

精神的に余裕がないと友人知人と疎遠になります。落ち込んでいるあなたの心を和らげようと誘ってくれる友人知人の声も耳に入らず、ときにうっとうしいとさえ思ってしまうのです。

また、精神的に追い詰められると、最も近しい存在の家族には、わがままが出て、あたってしまうこともあるので、家族との関係もギスギスします。

④自己肯定感

会社を辞めないことは嫌なことや、本当はすぐにここから逃げださなければいけないと、どこかで理解できているのに、それを抑え込んで、心をごまかしているということです。そのせいで自分をなかなか好きになれずに、追いつめる人が多くみられます。誰かにSOSを出したくても、友達とは疎遠になり、家族とはうまくいっていない。結果、自分で問題を抱え込んで、自分に自信をなくしてしまうのです。

⑤時間

長すぎる労働時間、やりたくない仕事をやる時間、人間関係をなんとかうまくやろうとする時間、全てがもったいない時間です。時間を失うことで、やりたいことをやるための〝未来〟を失ってしまうことになります。

「健康」「お金」「人間関係」「自己肯定感」「時間」。並べてみると、人間が健やかに生きていくために、とても大切な要素ばかりです。自分でもこれらがすり減っているのがわかるのであれば、今は何が何でも辞める時期です。

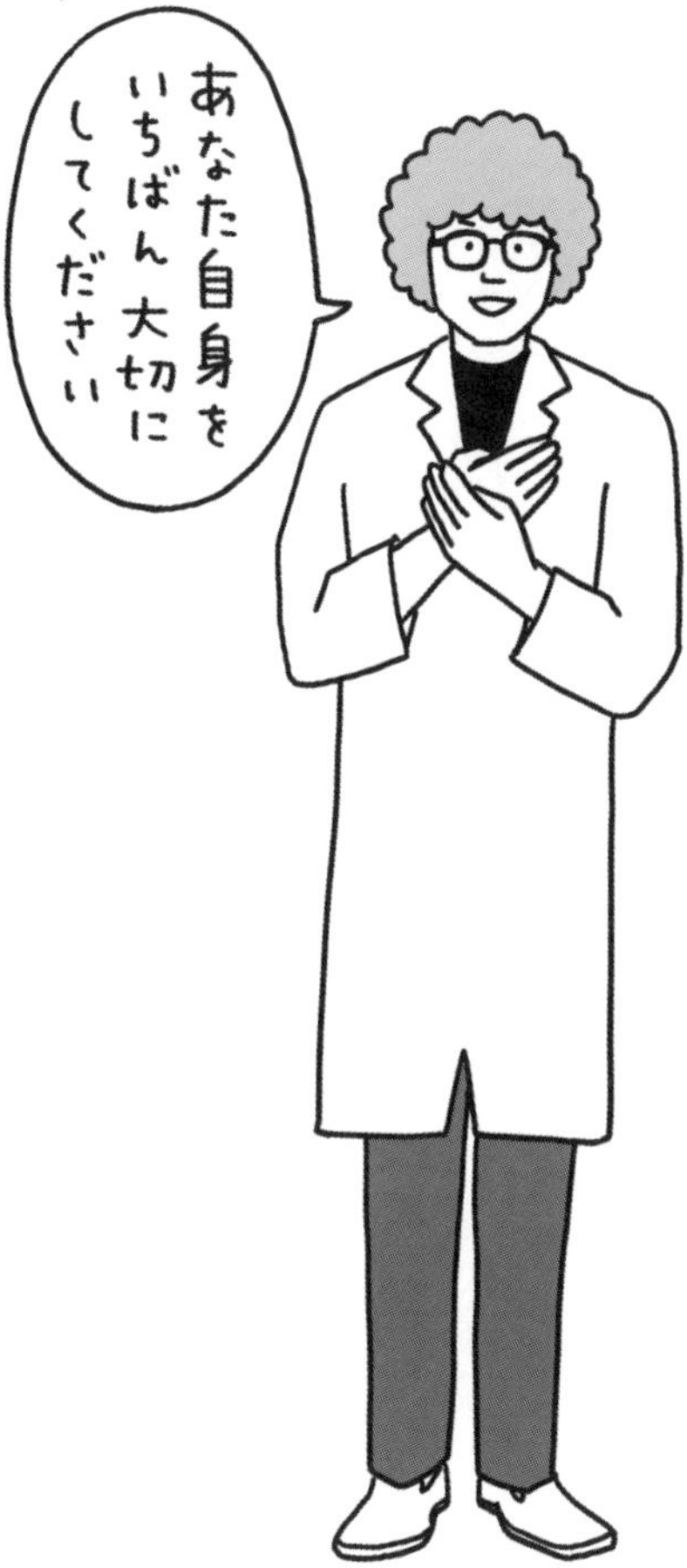
あなた自身を
いちばん大切に
してください

大切な人が「私の会社ムリ」と言っていたら

もし、あなたの家族、恋人、友人などの大切な人が、会社からひどい扱いを受けて、「でも辞められない」と言っていたら、**しっかり話を聞いたうえで、「いつでも話していいからね」と伝えましょう。**

すぐに「辞めちゃえ」と勧めたり、「そんなこと言っちゃ駄目だよ」と、相手の感情を否定したりしては絶対にいけません。

何かアドバイスをしても、その人に合っているかどうか、アドバイスを実行しやすいかどうかは、その人にしか判断できません。いきなり辞めるよりも、休んだほうがいい場合もあります。

それよりも、**「自分がそばにいるよ」「否定的なことを言ってもいいからね」と伝えることが重要です。**危険サインが多く出ているようなら「一緒に病院に行ってみようか?」と提案するのもいいでしょう。

特に家族だと一緒にいる時間が長いので、相談を受けたあとに「会社はどうなの?」とか「調子はどうなの?」とか聞きたくなる気持ちはわかります。

ただ「どうなの?」という質問は、心が不安定なときにはとても答えにくいことなのです。「今日はいいけど、明日はわからない」「調子いいって言っちゃうと、明日も良くないと駄目なのかな」と不安になってしまいます。

そんなときも**「何かあったらいつでも言って。食べたいものでもいいし、やりたいことでもいいし。力になるよ」と伝えてあげてください。**

会社や病状の話だけじゃなく、生活でも受け入れる態勢をつくることがとても大切です。

この本でも「気持ちの受け入れ」「危険サインの確認」「実際に心身が回復した事例」「休職について」「退職について」と、段階的に説明をしています。

いきなり答えを出すのではなく、ゆっくりと、長期的に向き合いながら、悩んでいる人の感性を何より尊重してあげてほしいです。

おわりに

ここまで、「この会社ムリと思いながら辞められないあなたへ」、私のメッセージをお伝えしてきました。追いつめられているあなたに、産業医、精神科医として、「会社を辞めたほうがいい」「会社を辞めることは、あなたが思うほど大変なことではない」と伝えてきたわけですが、それらが、あなたがあなた自身を守るための答えになっていることを祈ります。

ところで、もうひとつ。ここで、視点を変えて**「本当は会社を辞めないほうがいい人」についてもお伝えします。**それは「本当は会社を辞めたくないのに、辞めなくてはいけないと思い込んでいる人」です。

キャリアを積んでも仕事に自信が持てなかったり、何かのきっかけで落ち込んで自信をなくしてしまったりすると、「会社のために私は辞めたほうがいいんだ」とか

「同僚に迷惑をかけるから私なんて、会社にいる意味がない」などと、自分を否定する気持ちでいっぱいになり、いきおい「会社を辞めよう」と思ってしまうことがあります。

自分を否定する気持ちでいっぱいになって、感情のおもむくままに「会社を辞めよう！」と思ってしまうパターンです。

もしも、あなたがその例に当てはまるなら、一度冷静になって自分の状況を考えてみてください。

あなたの「辞めたい！」は、一時的な感情に流されたものではありませんか？

一瞬の思いに突き動かされて、自暴自棄になったうえでの結論ではないでしょうか。もしも、それらに当てはまるのであれば、あなたが会社を辞めるのは早すぎます。

自分に自信が持てない場合は、仕事のターニングポイントが訪れているのかもしれません。「自分の苦手なことに気づく」「それをどうやって克服できるか考える」ことが、あなたのステップアップにつながります。

「会社のために私は辞めたほうがいいんだ」という判断は自信のなさからくる思い込みです。周りの人はそんなことまったく思っていないことがほとんどです。

どんな仕事にも何かしらの理由と意味があります。それが与えられ続けている限り、あなたにも価値があるのです。

また、あなたは今の会社で「やりたい仕事」ができているでしょうか？

もしやりたいことができているのであれば、会社を辞めないほうがいいと思います。

なぜなら、多くの働く人々が「やりたいことがわからない」「やりたいことがない」「お金を稼ぐ手段と割り切って働いている」という現実の中で、自分の「やりたいこと」を理解して「やりたい仕事」をできているのは、充実感や達成感につながります。

そんな仕事環境を手に入れられる人は、そう多くはありません。

もちろん、やりたいことができる会社でも、明らかに労働状況が過酷だったり、人間関係が悪い場合は、新たな職場を探すことを勧めます。「やりたい仕事」と「職場環境」を天秤にかけたとき、明らかに「職場環境の負の要素」が重ければ、そこからは辞して、新しいフィールドを探せばいいのです。

あなたは「やりたいこと」がわかっていて、キャリアも積んでいるのですから、臆せずに新しいフィールドを探してください。

以上が私の「本当は会社を辞めないほうがいい人」へのアドバイスです。


一方、本書のメインである仕事や会社の人間関係に追いつめられて、身動きができなくなっている人には、改めて、**「人生には一発勝負なんてことはない」**という事実を確認したいと思います。


「1回失敗したら人生おしまいだぞ」「ここで頑張れないなら、どの会社に行っても結果は同じ」なんて使い古された、でも真実味を帯びた言葉は、実は何の根拠もありません。あなたを逃がさないための都合のいい嘘です。

あなたが今いる場所で一生懸命やって、それでうまくいかなかったとしても、人生のリセットボタンは何回でも押せます。再スタートなんて、いくらでも切れるのです。

「会社を辞めたら人生おしまい」、精神的にも、肉体的にも追いつめられていると、誰でもそんなふうに考えてしまいがちですが、それは間違いです。

大切なのは、あなたの健康と幸せ。あなたが健やかに人生を送れるように、正しい選択をしてほしいと思います。正しい選択とは——。ここまで読み進めてくれたあなたには、改めて言わなくてもわかるはずです。

「この会社はムリ」と思ったら、迷わずリセットボタンを押してください。そのボタンは、あなたの新しい人生の希望です。

最後になりましたが、医師というのは、症状の改善だけを目的にするのではなく、予防をはじめ、ひいては目の前の人がいかに幸福を感じて生きていくかに焦点をあてた接し方がどれだけ大切であるか教えていただいた、国分病院の木下秀夫先生に深く感謝を申し上げます。

井上智介

参考文献

① カプラン臨床精神医学テキスト DSM-5 診断基準の臨床への展開 第 3 版
メディカルサイエンスインターナショナル；第 3 版
（日本語版監修）井上令一　（監訳）四宮滋子、田宮聡

② ストレス社会で「考えなくていいこと」リスト
KADOKAWA　井上智介 著

③ 職場の「しんどい」がスーッと消え去る大全
大和出版　井上智介 著

④ 執着しないこと
KADOKAWA　アルボムッレ スマナサーラ 著

⑤ 感情を“毒”にしないコツ
青春出版社　大平哲也 著

井上智介（いのうえ・ともすけ）

島根大学医学部を卒業後、現在は産業医・精神科医・健診医の3つの役割を中心に活動している。産業医としては毎月30社以上を訪問し、精神科医としては外来でうつ病などの精神疾患の治療にあたっている。その一方で、多くの人に【おおざっぱに笑ってラフに生きてほしい】という思いを込めてブログやTwitterなどでも積極的に情報発信を行っている。著書には『ストレス社会で「考えなくていいこと」リスト』（KADOKAWA）や『職場の「しんどい」がスーッと消え去る大全』（大和出版）などがある。

この会社《かいしゃ》ムリと思《おも》いながら
辞《や》められないあなたへ

2021年 9月10日 第1版 第1刷発行
2022年10月20日 第2刷発行

著者 井上智介
発行所 WAVE出版
〒102-0074 東京都千代田区九段南3-9-12
TEL 03-3261-3713 FAX 03-3261-3823
振替 00100-7-366376
E-mail: info@wave-publishers.co.jp
https://www.wave-publishers.co.jp
印刷・製本 中央精版印刷株式会社

NDC360 199p 19cm ISBN978-4-86621-357-6